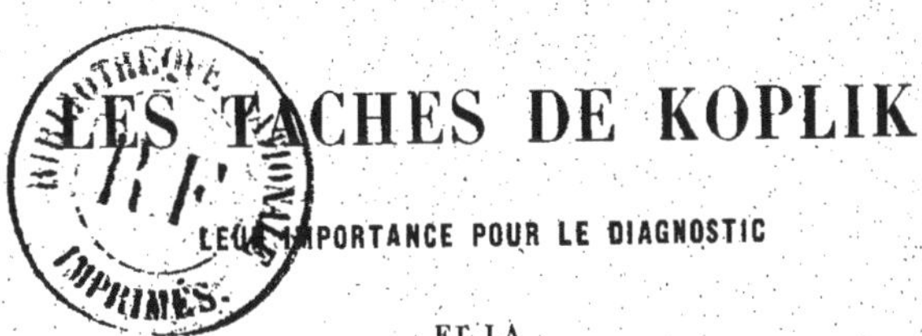

LES TACHES DE KOPLIK

LEUR IMPORTANCE POUR LE DIAGNOSTIC

ET LA

PROPHYLAXIE DE LA ROUGEOLE

LES
TACHES DE KOPLIK
LEUR IMPORTANCE
POUR LE DIAGNOSTIC ET LA PROPHYLAXIE
DE LA ROUGEOLE

PAR

ANDRÉ BING
Docteur en médecine
Licencié ès-sciences

AVEC UNE PLANCHE EN COULEURS HORS-TEXTE

PARIS
G. JACQUES, ÉDITEUR
14, RUE HAUTEFEUILLE, 14

1905

INTRODUCTION

Depuis près de dix ans qu'a paru le premier article de Koplik sur ces petits points blanc-bleuâtres qui apparaissent sur la muqueuse jugo-labiale, à la période d'invasion de la rougeole, de très nombreux travaux ont été consacrés à cette importante question, qui intéresse, à un égal degré, la sémiologie, le diagnostic et la prophylaxie de la rougeole.

De très nombreux travaux lui ont été consacrés — à l'étranger. En France, où, d'habitude, un signe vraiment clinique est assuré d'être accueilli avec le plus grand empressement, il semble presque qu'on l'ignore, ou que, du moins, on le dédaigne ; la littérature médicale française, sur ce sujet, est, en effet, des plus pauvres, et encore la plupart des opinions émises sont-elles défavorables. Qu'on en juge plutôt par ces quelques appréciations, empruntées à nos grands traités classiques :

« Cet aspect est à coup sûr plus caractéristique que la stomatite de Comby », se borne à reconnaître, en 1899, M. Guinon, dans le Traité de Médecine, — « J'avoue, écrivait l'an » dernier encore M. Comby, dans le Traité des Maladies de » l'Enfance, en parlant des taches de Koplik, j'avoue les avoir » cherchées souvent en vain. Le *signe de Koplik* est d'une cons» tatation difficile et sa valeur par cela même très amoindrie ». Mais il y a mieux, et dans la deuxième édition du Traité de Médecine et de Thérapeutique, parue il y a quelques mois à peine, l'article « Rougeole », de M. le Professeur Grancher, ne fait pas la moindre mention du signe de Koplik !

Ces quelques exemples suffisent à donner une idée de l'indifférence presque générale où la description d'un symptôme pathognomonique et précoce de la rougeole a laissé le public médical français. Pour quelles raisons? La principale, assurément, est qu'on le juge un symptôme rare : « Si l'on en croit » l'auteur et nombre de publications qui ont suivi de différents » côtés, écrit, par exemple M. Guinon (106) (1), ce signe est » extrêmement fréquent, on a dit 95 %. A Paris toutefois, on » ne l'a pas trouvé avec cette constance : est-ce mauvais vouloir » (peu probable), est-ce méconnaissance d'un symptôme très » minime, est-ce examen trop superficiel? Toujours est-il qu'on » ne le considère pas comme un symptôme très sûr ». Mais alors la question se déplace, et celle qui se pose est la suivante : Pourquoi le signe de Koplik passe-t-il, en France, pour être si rare?

Ne serait-ce pas simplement qu'on le connaît mal? Peut-être bien, et voici, très rapidement, quelques faits qui semblent le montrer.

MM. Gillet (96), Guinon (105, 106), Marévéry, Jules Renault, Serinelli, M. le Pr Roger attribuent au point blanc-bleuâtre, qui centre l'élément Koplik et en est la partie essentielle, un diamètre de plusieurs millimètres (en général, de deux à six), alors qu'il n'est que de quelques *dixièmes* de millimètre!

M. Variot (218) enseigne que « Koplik a signalé autour des » glandules salivaires des taches rouges qu'il a considérées » comme pathognomoniques d'une éruption morbilleuse future ». Or, ce que Koplik a considéré comme tel, ce ne sont nullement ces taches rouges, qui, seules, ne se distinguent en rien de l'énanthème banal, depuis longtemps connu, de la rou-

(1) Les numéros entre parenthèses renvoient à la Bibliographie placée à la fin de ce travail. Celle-ci a été rédigée par ordre alphabétique des noms d'auteurs, en même temps que chaque publication était affectée d'un numéro spécial. De la sorte, pour trouver une référence, suffira-t-il le plus souvent de chercher à son ordre alphabétique le nom de l'auteur, à la publication ou aux publications duquel on désire se reporter. Ce n'est que lorsqu'il sera nécessaire de préciser l'une d'entre elles qu'on trouvera spécifié son numéro d'ordre, après le nom de l'auteur.

geole, mais bien des taches rouges dont le centre est occupé par un point blanc-bleuâtre, lui *seul* pathognomonique de cette affection. Quant aux glandules salivaires, jamais Koplik ni un autre n'en ont dit un mot, sinon pour mettre l'observateur en garde contre l'aspect trompeur du petit relief qu'elles forment parfois sous la muqueuse, et elles n'ont rien à faire dans la question.

Autre exemple : M. Talamon écrit que l'éruption signalée par Koplik « est limitée à la muqueuse gingivo-labiale. » Or elle n'existe jamais sur les gencives, et, si on la trouve effectivement sur les lèvres, du moins y est-elle sensiblement moins fréquente que sur les joues.

Et l'on pourrait citer d'autres erreurs encore, qui ne sont pas étrangères, sans doute, au discrédit jeté sur ce symptôme.

Au dehors, au contraire, les nombreuses recherches entreprises pour établir la valeur du signe de Koplik, les conclusions extrêmement favorables qui en furent presque toujours la sanction, la force enfin, avec laquelle un grand nombre d'observateurs exprimèrent leur confiance dans la valeur de ce signe et dans les services qu'il est susceptible de rendre, le mirent au rang des symptômes classiques, couramment recherchés dans la pratique journalière.

Nous-mêmes avons eu l'ample occasion de l'étudier dans le service de M. le docteur Netter. Après tant d'autres, nous avons été convaincu, par la force même des faits observés, que le signe de Koplik jouit de la double propriété — d'inappréciable valeur dans une maladie aussi fréquente et aussi prématurément contagieuse que la rougeole — d'être pathognomonique et précoce, et que, par là, il acquiert, au double point de vue diagnostique et prophylactique, une importance capitale.

Comme cette opinion, qui est devenue banale dans les publications étrangères, n'en est pas moins en contradiction presque absolue avec celle qui est actuellement régnante en France, nous avons pensé qu'il ne serait pas sans intérêt d'exposer les faits que nous avons observés, les propriétés du signe de Koplik qu'ils nous ont permis de vérifier, et les avantages que nous en avons tiré dans les applications cliniques.

Mais tant qu'à essayer d'attirer l'attention sur elles, il nous a semblé que nous aurions plus de chances d'atteindre notre but en traitant la question d'une manière plus large, c'est-à-dire sans la restreindre aux limites de notre modeste expérience ; et l'occasion nous a semblé bonne, en même temps que le moment opportun, de faire appel, dans une sorte de revue générale, à l'expérience de tous les observateurs qui se sont intéressés à cette étude. Depuis bientôt dix ans, en effet, que le Koplik est connu, les opinions sont faites à son égard, les derniers travaux parus ne contiennent guère autre chose que la confirmation de tel ou tel point déjà antérieurement élucidé, et l'on peut dire que nous jouissons aujourd'hui d'un recul suffisant pour tenter une mise au point de la question.

Notre but peut donc se résumer ainsi : donner une vue d'ensemble des connaissances actuelles sur le signe de Koplik ; exposer impartialement toutes les opinions émises ; nous réserver simplement le droit, chaque fois que nous pourrons nous appuyer sur des faits d'observation personnelle, d'exposer, sur tel sujet de litige ou tel simple point de détail, l'opinion que ces faits nous auront suggérée.

Voici quel plan nous avons adopté : après avoir exposé *l'historique* de la question, nous traitons :

Dans une première partie, de *l'étude descriptive du signe de Koplik ;*

Dans une deuxième, des *propriétés sur lesquelles reposent ses applications cliniques* ;

Dans une troisième, de *ses applications cliniques elles-mêmes*.

Enfin, après conclusions, nous donnons une *Bibliographie* des travaux concernant le signe de Koplik parus jusqu'à ce jour.

Nous sommes redevable à l'obligeance de M. le docteur Henry Koplik et à celle de la maison Lea Brothers and C°, de reproduire la planche en couleurs qui fut publiée pour la première fois dans le *Medical News* du 3 juin 1899. Nous avons pensé que cette belle planche, due au docteur Koplik lui-même, était la meilleure illustration qu'il fût possible de donner de son signe, et l'indispensable complément de toute description écrite. Plusieurs fois reproduite, déjà, à l'étranger, elle ne l'a pas encore été, que nous sachions, en France.

Mais il n'est point de si bonne illustration qui vaille la leçon de la réalité. Aussi avons-nous la plus grande gratitude à notre excellent maître, M. le docteur Netter, de nous avoir fait connaître au cours de son enseignement clinique si solide des maladies de l'enfance, le signe si éminemment utile décrit par Koplik, de nous avoir familiarisé avec sa recherche, et de nous avoir appris à mettre à profit ses précieuses propriétés.

HISTORIQUE

Le signe de Koplik a une histoire intéressante. Son inventeur eut d'abord toutes les peines du monde à attirer l'attention sur le symptôme qu'il décrivait, et dut multiplier les publications à cet égard. Puis, du jour où l'on se rendit compte de son importance, des revendications de priorité s'élevèrent de tous côtés, et ce fut à qui l'aurait signalé ou tout au moins connu de longue date déjà. Finalement Koplik, à juste titre, l'emporta, et en Amérique d'une part, dans presque tous les pays d'Europe de l'autre, les travaux se multiplièrent sur ce que partout, désormais, l'on appela : *le signe de Koplik*.

Publications du Dr Henry Koplik, revendications de priorité qui lui furent opposées, fortune du symptôme qu'il a décrit, tels sont les trois points intéressants dans l'histoire de son signe.

I. — Les publications du Dr Henry Koplik.

C'est en décembre 1896, dans les *Archives of Pédiatrics* (130), que le Dr Henry Koplik, de New-York, fit paraître son premier article sur un symptôme nouveau, pathognomonique et précoce de la rougeole, après en avoir fait pendant douze années une étude approfondie, et examiné, dans ce but, systématiquement, les bouches de tous les enfants d'un des plus grands dispensaires des Etats-Unis (132). Il s'exprimait en ces termes, qui, maintes fois, depuis lors, ont été reproduits : « Si » nous regardons dans la bouche à cette période (il s'agit des

» premières vingt-quatre ou quarante-huit heures de l'inva-
» sion morbilleuse), nous voyons une rougeur à la gorge ; peut-
» être, mais pas toujours, quelques taches sur le palais mou.
» Sur la muqueuse buccale et la face interne des lèvres, nous
» voyons invariablement une éruption distincte. Elle consiste
» en taches petites, irrégulières, de couleur rouge clair. Au
» centre de chaque tache, on remarque, à une forte lumière du
» jour, un menu point blanc-bleuâtre. Ces taches rouges, avec
» les points de couleur blanc-bleuâtre qui les accompagnent,
» sont absolument pathognomoniques de la rougeole au début,
» et, une fois vues, peuvent être considérées en toute con-
» fiance, comme le signe avant-coureur de l'éruption cutanée ».
Plus loin, Koplik décrivait encore le cycle évolutif de cet énanthème, insistait sur sa valeur pour le diagnostic différentiel de la rougeole avec la scarlatine, la rubéole, la grippe au début, etc., et terminait par quelques indications sur la manière de procéder à sa recherche.

Cet article passa à peu près inaperçu, exception faite toutefois en ce qui concerne le Prof. Heubner de Berlin, qui eut le grand mérite de mettre de suite le signe à l'étude, aussitôt qu'il en eut connaissance, c'est-à-dire en novembre 1897 (Perkel), et d'en reconnaître toute la grande importance, ainsi qu'il résulte d'une communication faite dès le 9 décembre 1897, par son élève Finkelstein, à la Société des Médecins de la Charité. Autrement rien ne semblait indiquer qu'on s'en occupât par ailleurs. C'est alors qu'au bout de seize mois, Koplik se décida à une nouvelle publication. Elle parut le 9 avril 1898 dans le *Medical Record*. « Etant donné, y écrivait-il, que ce signe de
» grande valeur, et, ce me semble, inédit, de l'invasion morbil-
» leuse avant même l'apparition de l'éruption, n'a pas reçu l'at-
» tention qu'il méritait, j'ai décidé de le décrire ici plus longue-
» ment, et de l'illustrer de quelques observations ». Il reprend donc les différents points qu'il avait abordés précédemment, les traite de manière plus détaillée, y ajoute des considérations sur les facilités que donne ce signe pour assurer un diagnostic et, par suite, un isolement précoce dans les hôpitaux et les établis-

sements où sont logés un grand nombre d'enfants, enfin il présente les observations d'une série de seize cas consécutifs où le diagnostic de rougeole fut fait à la période d'invasion, de un à trois jours avant la sortie de l'exanthème, uniquement à l'aide de son signe.

Et cependant, le public médical continuait à témoigner au nouveau symptôme un médiocre intérêt. Il y avait, malgré tout, progrès, et c'est ainsi que l'année 1898 vit la publication de quelques études intéressantes : en Amérique, celles de Libman (146) et de Sobel (200); en Europe, celles de Slawyk et de Knöspel, entreprises respectivement sous l'inspiration du Pr Heubner, de Berlin et du Pr Ganghofner, de Prague; deux autres encore de Bielski et de von Bonsdorff. Puis, nouveau temps d'arrêt. — Koplik ne se décourageait pas, et, quatorze mois après l'article du *Medical Record*, il revenait à la charge dans le *Medical News*, du 3 juin 1899. « Il est étrange, y écrivait-il, » de voir combien lentement ce signe a fait son chemin » et il s'étonne surtout du peu d'attention accordée à son système en Amérique, où il n'y a guère que ses assistants et ses élèves à s'en occuper. C'est pour ces motifs qu'il croit un troisième article nécessaire, et il espère, en le publiant, arriver à attirer plus vivement sur son signe l'attention de « ceux qui ont la » charge des grands dispensaires, hôpitaux et asiles, où la » prévention des épidémies est la fonction essentielle du mé» decin ».

Cet article du *Medical News*, auquel Koplik eut l'heureuse inspiration de joindre l'excellente planche en couleurs que nous reproduisons d'autre part, est ce que cet auteur a écrit de plus complet sur la question. La description du signe, son caractère pathognomonique, sa précocité, sa valeur diagnostique différentielle, son rôle prophylactique, tout y est traité de main de maître; et l'on peut dire qu'il contient en substance tout ce qui a été repris en détail dans les publications ultérieures. Dès lors la partie était gagnée, et un peu partout, comme nous le verrons tout à l'heure, l'étude du « signe de Koplik » fut à l'ordre du jour.

Les autres publications de Koplik sur ce même sujet ont, au point de vue purement historique, moins d'importance. En févriver 1900, à propos d'une enquête ouverte par le *Maryland Medical Journal*, sur la valeur de ce symptôme, il envoie une brève communication, où il résume, en quelques lignes concises, les caractères de son signe, et insiste surtout, d'une part sur sa localisation exclusive à la muqueuse jugo-labiale, d'autre part sur sa valeur dans le diagnostic différentiel entre la rougeole et la rubéole. Il reprend ce dernier point, en juin de la même année, devant l'*American Medical Association*, dans le *Journal* de laquelle sa communication paraissait en novembre 1900, en anglais, presqu'en même temps qu'elle était publiée, en allemand, dans les *Archiv für Kinderheilkunde*. Enfin en 1902, à l'article « Rougeole », de son Traité des Maladies de l'Enfance, il n'est que naturel qu'il ait réservé à l'étude de son signe une description détaillée.

II. — Les contestations et les revendications de priorité.

Un signe nouveau dans la rougeole, un signe présent dans tous les cas ou peu s'en faut, un signe qui s'observe dans la bouche qu'on ne manque jamais d'examiner chez tout enfant malade, évidemment, c'était de toute invraisemblance, et on le fit bien voir à Koplik (1) !

En Amérique, ce furent plutôt des contestations que des revendications précises de priorité. Elles furent d'ailleurs particulièrement nombreuses. En juillet 1898, par exemple, un médecin de l'état de New-York, *Hall*, qui avait appris l'existence du signe de Koplik par une analyse américaine de l'article allemand de Slawyk, protesta contre la priorité recon-

(1) Dès sa première communication, Koplik, après s'être attaché à démontrer que les différents auteurs qui avaient décrits l'énanthème morbilleux, avaient complètement laissé de côté le symptôme qu'il signalait, faisait cependant une exception : « Les points blanc-bleuâtres, disait-il, ont été, je crois, décrits par des auteurs français... » Mais, dans ses publications ultérieures, il ne reproduit plus cette opinion, et, de fait, il ne semble pas que son signe ait jamais été décrit en France, avant qu'il ne l'eût téé par lui en Amérique.

nue à son compatriote. A l'en croire, lui-même connaissait le signe depuis plus de quinze ans. et il ne saurait dire à quelle époque il a été réellement découvert Malheureusement le symptôme dont il parle n'existe pas seulement sur la muqueuse buccale, mais encore sur celles du pharynx et du voile, et il est de toute évidence que Hall a confondu le symptôme de Koplik avec l'énanthème morbilleux banal, bien connu effectivement depuis un demi-siècle, et sur la distinction avec lequel Koplik a soin d'insister dans toutes ses publications.

Et cette confusion fut perpétuée par *Stuart* (août 1898), par *Smith* (même date), par *Homan* (juillet 1900), qui, tous, prirent pour le signe de Koplik les taches rouges énanthématiques depuis longtemps décrites au début de la rougeole, et dont le siège de prédilection est la muqueuse du voile du palais.

D'autres auteurs ont élevé des contestations de priorité, que, faute de détails suffisants, il est impossible de prendre en considération. Ainsi *Gilbert* (de Louisville) écrit, en 1900, que, depuis plus de quinze ans, il enseigne à ses élèves l'existence du signe en question auquel il accorde « quelque valeur », surtout pour le diagnostic de la rougeole chez le nègre. Mais ne s'agit-il pas, ici encore, de l'énanthème banal, dont cette application spéciale a été depuis longtemps signalée ? Et n'en est-il pas de même du signe auquel fait allusion, à la même époque, *De Saussure*, et dont il déclare, non sans quelque ironie, avoir été à même d'apprécier la valeur depuis dix-huit ans déjà ? Et de celui encore que *Clayton* affirme connaître depuis 1881, et dont la recherche est devenue une habitude « chez nous autres médecins de campagne » ?

Non, aucune de ces contestation n'est fondée, et si le signe pathognomonique de la rougeole a peut-être été entrevu dans quelque pays avant la description de Koplik, ce n'est certainement pas en Amérique.

Mais *en Europe* aussi, des contestations, et mieux encore des revendications de priorité ont été opposées à Koplik. Leur valeur est ici très inégale, et des distinctions s'imposent.

A. — Il en est d'abord tout un *premier groupe* qui, pour

des motifs d'ailleurs divers, nous paraissent devoir être rejetées comme mal fondées.

Très curieuse, dans cet ordre de faits, est l'histoire de la revendication de priorité élevée en faveur de *Reubold* et *Rinecker* (1854). Elle fut exprimée pour la première fois par Loránd, qui l'attribuait lui-même à Gerhardt, si bien que cette imputation se trouve, par la suite, reproduite par un grand nombre d'auteurs [Gómez, Heubner (114), Monrad (165), Müller, Rüdel, Valagussa, etc.], Or, ce faisant, Loránd, a commis une double erreur : d'abord *jamais* Gerhardt n'a élevé de revendication de priorité en faveur de Reubold et Rinecker. L'article de cet auteur, auquel fait allusion Loránd, est intitulé : « Contribu- » tion à l'histoire de l'état morbide de la bouche chez les rougeoleux ». Très court, il comprend simplement une citation de Reubold (1854), sur laquelle nous reviendrons dans un instant, et à laquelle Gerhardt (92) se contente d'ajouter ces quelques mots : « La courte mention contenue dans la quatrième édition » de mon Manuel des Maladies de l'Enfance, p. 62, se réfère à » l'exposé ci-dessus de Reubold, ainsi qu'à des communica- » tions orales de V. Rinecker ». Et c'est tout : Le nom de Koplik n'est pas même prononcé !

L'autre erreur de Loránd est d'avoir vu (lui-même, et non pas Gerhardt), dans l'aspect décrit par Reubold et Rinecker, l'analogue du signe de Koplik, alors qu'il s'agit très vraisemblablement de stomatite érythémato-pultacée de Comby. En effet, la phrase de son Manuel, à propos de laquelle Gerhardt a écrit sa note explicative, est la suivante : « Environ un jour avant » l'éruption cutanée se forment sur les gencives, des enduits » blanchâtres, constitués par de l'épithélium détaché (Rinecker) » (91). D'autre part, si l'on se reporte au travail de Reubold dont il dit s'être inspiré pour écrire cette phrase, on voit qu'il s'agit de minces dépôts blanchâtres, plus ou moins adhérents « qui n'occupaient le plus souvent que les lèvres et les parties » correspondantes des gencives, plus rarement la pointe de la » langue, s'accompagnaient de douleur, rougeur et inflammation » des parties atteintes... et qui tombaient sans laisser après eux

» d'ulcération ». N'est-ce pas là, à la douleur près, le tableau même de la stomatite de Comby, et, quoi qu'il en soit, cette description n'est-elle pas, en tout cas, absolument différente de celle de Koplik ? Enfin, quand nous aurons dit que, d'après Reubold, le signe qu'il décrit est le même que celui sur lequel a porté déjà antérieurement une communication de son maître Rinecker à la Société médicale de Würzbourg (1), nous aurons, pensons-nous, démontré que rien, dans le symptôme étudié par ces deux auteurs, ne rappelle de près ni de loin le signe de Koplik.

Nous avons vu tout à l'heure Loránd attribuer à tort à Gerhardt l'initiative de cette revendication de priorité en faveur de Reubold et Rinecker. D'après Rolly (183), ce serait à *Gerhardt* lui-même que cette priorité devrait être reconnue. Cette opinion se base sur ce que, dans un article parut en 1877 dans le Gerhardt's Handbuch der Kinderkrankheiten (1877, t. II, p. 301), Bohn, après avoir écrit que Gerhardt fut le premier à signaler l'existence de l'énanthème de la muqueuse laryngée, ajoute, d'après ce dernier, que « comme sur la mu» queuse buccale, s'y trouvaient disséminés des petits grains » blancs semblables à de la semoule, glandes remplies de sécré» tion liquide. » En vérité, voici qui ressemble bien peu à du Koplik ! Que si d'ailleurs on cherche à s'éclairer en consultant une publication ultérieure de Gerhardt, voici, par exemple, ce que l'on peut lire dans la quatrième édition de son Manuel des Maladies de l'Enfance (1881) : « Les endroits malades (il » s'agit de la muqueuse, atteinte d'exanthème morbilleux, de la » bouche, du pharynx, ou larynx et des voies aériennes) sont » parsemées çà et là de points hémorragiques et de petits points » blancs saillants, provenant d'une accumulation de sécrétion » dans les follicules » (91). — Leur localisation et leur nature différencient donc nettement les points blancs vus par Gerhardt de ceux qui constituent le signe de Koplik.

(1 La, ou plutôt les communications de Rinecker n'ont pas été publiées dans les comptes-rendus de la Société, mais simplement mentionnées dans les procès-verbaux des séances. (Voyez à la Bibliographie, au nom de Rinecker).

Les noms de *Monti* (1873) et de *Bohn* (1877) ont également été mis en avant. Il suffit de se reporter aux publications de ces auteurs pour voir qu'ils ne décrivent pas autre chose que l'enanthème morbilleux banal, caractérisé par des taches rouges qui peuvent apparaître sur les différentes parties de la muqueuse tapissant la cavité buccale, mais dont le siège de prédilection est la muqueuse du voile du palais (1).

Une revendication de priorité a été élevée également en faveur du Prof. *Wagner* par Genersich, qui, à la suite d'une communication de Loránd sur le signe de Koplik (1899), prit la parole pour dire qu'il y avait déjà longtemps — il faudrait compter par dizaine d'années — que ce signe était connu en Hongrie, et qu'il l'était en particulier par le Prof. Wagner, qui en faisait la démonstration dans ses leçons à ses auditeurs. — Faute de plus de détails, il n'est guère possible d'émettre sur cette revendication une opinion suffisamment fondée ; il est bien probable cependant, que comme tant d'autres fois, il ne s'agissait encore ici que de l'enanthème morbilleux banal, dont l'existence et le caractère d'apparition précoce commençaient seulement, à l'époque dont il s'agit, à être connus et à attirer l'attention.

B. — Toutes ces éliminations faites, il nous reste, dans un *deuxième et dernier groupe*, à examiner les revendications de priorité qui ont été élevées en faveur de Flindt et de Filatow, deux noms auxquels il convient d'ajouter, comme nous le verrons, celui de Bielski.

1° *Description de N. Flindt* (1878). — La question de savoir si le signe décrit par le médecin danois *N. Flindt* est ou non identique à celui que devait signaler beaucoup plus tard Koplik, a fait l'objet de nombreuses controverses ; l'affirmative et la négative ont été à peu près aussi souvent soutenues l'une

(1) En particulier Monti, en dépit de ses propres revendications (1901), nous paraît n'avoir décrit, en 1873, que l'énanthème morbilleux banal des muqueuses palatine, jugale, labiale et gingivale, ainsi que, sur le voile, les mêmes vésicules miliaires dont la description devait être plus tard reprise par Flindt. En outre, dans son article de 1901, il indique le palais comme l'une des localisations du signe de Koplik, ce qui est une erreur.

que l'autre ; et, pour nous, après avoir soigneusement lu le texte même de l'auteur, dû à son obligeante communication, après avoir pris connaissance des éclaircissements complémentaires qu'il a bien voulu nous faire l'honneur de nous adresser, nous devons avouer que la question nous paraît toujours très délicate à trancher. Mais avant d'en aborder la discussion, il nous faut d'abord exposer impartialement les pièces du procès.

En 1878 éclata dans l'île de Samsœ, une épidémie de rougeole dont le Dr Flindt fit une relation qui contient une des meilleures descriptions qui soient des symptômes de cette maladie, et, plus particulièrement, de son énanthème. Les différentes références bibliographiques données au sujet de ce travail sont incomplètes ou inexactes. En fait, il parut dans le rapport médical du royaume du Danemark pour l'année 1878 (*Medicinalberetning for Kongeriget Danmark for Aaaret* 1878) ; mais, partageant le sort de celui-ci, ne fut imprimé et livré au public qu'en 1880. Pour les chercheurs cependant, déclare le Dr Flindt, le manuscrit a été accessible au Secrétariat du Département médical danois au moins dès l'année 1880 (1).

Quoi qu'il en soit, ce travail passa à peu près inaperçu jusqu'à ce qu'en 1895 (c'est-à-dire l'année qui précéda la première communication de Koplik), von Jürgensen en eût révélé l'existence, en l'appréciant d'une manière élogieuse dans l'article « Rougeole » du traité de Nothnagel ; mais il fit mieux encore et donna une traduction allemande de tout ce qui avait trait à l'énanthème morbilleux. C'est sur cette traduction que s'engagea la discussion. Dès 1898, Slawyk, le premier, compara entre eux le signe de Koplik et celui de Flindt, mais il conclut à la non-identité, en se basant sur ce fait, d'ailleurs erroné, que Flindt n'aurait décrit son signe que sur la voûte palatine et le voile. En 1899, le Dr Weiss, concluant au contraire à l'identité absolue des deux signes, revendiqua formellement

(1) Communication personnelle.

pour Flindt la priorité de la description, et la bataille se trouva engagée (1).

Voici maintenant, dans la description de Flindt, les principaux passages intéressants :

Premier jour de fièvre : « Un peu de rougeur diffuse du pharynx ».

Deuxième jour : Le matin, exagération de cette rougeur. — Le soir, taches rouges siégeant sur la face antérieure du palais mou et s'étendant en avant sur la partie la plus postérieure du palais dur. « Mais ce qui donnait à cet exanthème (2) un » aspect bien particulier, c'étaient de nombreuses petites forma- » tions d'aspect blanchâtre, punctiformes, d'apparence vésicu- » laire, qui s'observaient au centre des petites taches rouges, et » qui, par leur groupement, formaient de la même façon des » groupes irréguliers. Ces minuscules vésicules miliaires fai- » saient une saillie appréciable à la vue et au toucher. » Sur la conjonctive palpérale, hyperhémiée dans toute son étendue, « on » remarquait quelquefois... des formations miliaires... sem- » blables à celles de la muqueuse du palais. Le plus souvent » cependant, cela ne se laissait pas nettement reconnaître sur » ce fond d'hyperhémie forte et généralisée. » Sur la peau du visage, mais surtout du dos et des parties latérales du thorax, on voyait une rougeur très faible, irrégulière, tantôt à disposition en forme de taches, tantôt plus diffuse.

Troisième jour : L'exanthème précédemment décrit s'est développé... « Semblablement groupées des taches avec vési- » cules se remarquaient maintenant aussi sur la muqueuse des » joues, notamment sur les parties de la muqueuse situées en » face de l'intervalle entre les molaires supérieures et inférieu- » res ». Presque jamais, à cette époque, il n'y avait d'exanthème sur les gencives et la muqueuse de la face interne des lèvres ;

(1) Parmi les auteurs qui admettent l'idendité des deux signes et reconnaissent par suite, la priorité à Flindt, on peut citer Cohn, Guérin, Havas, Libman (147), Maroney, Marévéry, Rolly (183), etc. ; dans le camp opposé, au contraire : Falkener (73), Feer, Guérasimow, Lorand (152), Monrad (165), Valagussa, Vucetic, etc.

(2) « Exanthème » est ici employé au sens où l'on dirait aujourd'hui « énanthème ».

par contre, sur la conjonctive palpébrale, les points blanchâtres « étaient souvent plus saillants, et en particulier, on les » voyait souvent former toute une rangée à environ 1 ou 2 mm. » en dedans du bord ciliaire de la paupière inférieure ». L'éruption sort sur le visage et sur le dos.

Quatrième jour : L'exanthème buccal devient plus intense..., des taches rouges existent même sur les lèvres et les gencives.

Cinquième jour : L'exanthème buccal atteint son maximum...

Sixième jour : Il disparaît : « L'exanthème buccal n'était pas plus longtemps visible ».

Telle est la description sur laquelle on discute. Koplik a depuis longtemps fait connaître son avis. Il n'admet pas que la description que nous venons de citer s'applique à son propre signe. Le symptôme qu'il a décrit comme pathognomonique de la rougeole existe exclusivement sur la muqueuse buccale, et non sur celle du voile du palais, la conjonctive palpébrale, etc., et n'est pas formée par des vésicules (133) ; il a d'ailleurs bien rencontré lui-même, dans la rougeole, de ces vésicules sur le voile du palais, mais elles ne sont pas pathognomoniques, et il les a vues également dans la rubéole, la scarlatine, et même la simple angine (134,137).

M. Flindt, au contraire, quoique s'étant toujours tenu à l'écart du débat, juge absolument fondées les revendications élevées en sa faveur. Il pense avoir « bien vu et décrit le symp- » tôme dit « de Koplik » ; car, ajoute-il, ces pertes, taches ou » vésicules blanchâtres, reluisantes, proéminentes et palpables, » que j'ai vues non seulement sur la muqueuse de la joue, » mais sur les muqueuses du voile du palais et des arcs pala- » tins antérieurs, ces petites taches ou vésicules miliaires » sont, si je ne me méprends pas, absolument identiques aux » macules dites de Koplik, quoiques ces dernières — (c'est-à- » dire les vésicules ou taches sur la muqueuse de la joue) » dans mes cas, se sont présentées un peu plus tard que » l'exanthème (l'énanthème) du palais mou (1) ».

(1) Communication personnelle.

Que les éléments éruptifs décrits par Flindt ressemblent beaucoup à ceux qui l'ont été par Koplik, c'est ce que l'on ne saurait nier. Ils sont, il est vrai, centrés d'une vésicule ; mais le Koplik, au début de son évolution, a lui-même un aspect translucide, qui l'a fait souvent comparer à une fine miliaire, de sorte que cette objection ne suffirait pas, à elle seule, à empêcher le rapprochement d'être exact. Mais ce qui constitue une différence essentielle, c'est que, tandis que les formations décrites par Koplik existent *uniquement* sur les joues et les lèvres, celles de Flindt s'observent aussi sur le voile du palais, les arcs palatins antérieurs et les conjonctives. Et il ne saurait être question d'une description incomplète de la part de l'auteur américain, puisque, comme nous venons de le dire, il a observé lui-même ces vésicules palatines, non seulement d'ailleurs dans la rougeole, mais encore dans d'autres affections, et qu'il y a reconnu une formation différente de celle qu'il a décrite.

Dès lors, le problème devient très embarrassant, car le signe décrit par Flindt sur la muqueuse jugale ressemble beaucoup au signe de Koplik, alors que celui qu'il a observé sur le voile du palais est tout autre chose que lui. Mais qu'est-il justement ?

Si l'on ne peut faire à ce sujet que des hypothèses, du moins en est-il une qui paraît assez vraisemblable : Il existe réellement sur la muqueuse buccale et pharyngienne ainsi que celle des joues et des lèvres des rougeoleux, de toutes petites formations d'aspect vésiculaire qui sont en rapport avec la turgescence des glandules sous-muqueuses et, sans doute, avec une accumulation de sécrétion dans leurs canaux. Ce sont elles que nous voyions tout à l'heure signalées par Gerhardt (90, 91), et si nous citions ici sa description, c'était précisément parce que Rolly (183) avait cru y reconnaître celle du signe de Koplik (1). Dans ces conditions, n'est-il pas plausible de supposer que

(1) Cf. ci-dessus, p. 12.

les vésicules palatines de Flindt puissent être identiques à celles de Gerhardt ? (1)

Quoi qu'il en soit de cette hypothèse, il semble que, comparaison faite des descriptions de Koplik et de Flindt, on soit en droit de conclure ainsi : les petites formations vésiculaires que Flindt a décrites sur le voile du palais, les piliers antérieurs et les conjonctives, sont différentes du signe de Koplik ; par suite, ou bien celles qu'il a décrites sur la muqueuse de la joue sont identiques aux précédentes, et alors la même appréciation leur est applicable, ou bien, tout en présentant avec elles une certaine ressemblance extérieure qui explique qu'on ait pu les comprendre dans la même description, elles en diffèrent cependant : et alors — mais dans cette hypothèse seulement — il y aurait de grandes probabilités pour que le signe de Flindt fût identique à celui de Koplik.

Reste un point sur lequel tout le monde est d'accord : c'est que Flindt s'est borné à une simple description de son signe, tandis que Koplik a longuement attiré l'attention sur les applications cliniques du sien, au double point de vue du diagnostic différentiel de la rougeole et de son diagnostic précoce. C'est là un fait que M. Flindt lui-même reconnaît bien volontiers (2).

2° *Description de Filatow* (1895). — Si l'on discute à propos de Flindt, il y a presque unanimité (3) à reconnaître que, dès 1895, *Filatow*, dans la troisième édition de ses « *Leçons sur les maladies infectieuses aiguës de l'enfance* », avait déjà décrit

(1) Rüdel a également attiré l'attention sur d'autres formations palatines, susceptibles de prêter à confusion avec le Koplik, et résultant de l'hypertrophie des folicules lymphatiques isolés du voile du palais. Cf. ci-dessous, p. 31.

(2) « La signification diagnostique des vésicules ou taches blanchâtres sur la » muqueuse de la joue, je ne l'ai pas discutée dans ma communication de l'an » 1878, parce que mon dessein fut alors seulement de donner une description » objective de la symptomatologie des cas de l'épidémie que j'avais sous les yeux. » C'est sans doute M. Koplik qui a le premier attiré l'attention sur la significa- » tion diagnostique de ces formations maculeuses ou vésiculeuses ». (Flindt, communication personnelle).

(3) Biedert et Fischl Brüning, Caiger (42, 43), Cohn, Falkener (73), Feer, Havas, Heubner (114), Ker (127), Lorand (152), Monrad (165), Rolly (183), Rüdel, Sippel, Vucetic, Widowitz, etc.

le signe, dit aujourd'hui, de Koplik, et qu'il en avait reconnu la valeur diagnostique précoce. Cependant cette opinion ne saurait être acceptée que sous bénéfice d'inventaire. Pour qu'on en puisse juger, voici la traduction du passage intéressant (1) :

« Dans ces derniers temps, j'ai encore dirigé mon attention » vers un symptôme, qui permet de reconnaître la rougeole à » la période prodromique, souvent un ou deux jours avant l'ap- » parition de l'éruption prodromique ; ce symptôme consiste » en une desquamation furfuracée de l'épithélium de la mu- » queuse des lèvres et des joues. En examinant avec attention » les lèvres et les joues, dans beaucoup de cas, on peut remar- » quer que la muqueuse de ces parties est comme parsemée » de son blanchâtre et très délicat, c'est-à-dire de minimes frag- » ments de l'épithélium desquamé. Dans un cas, en nous » basant sur ce symptôme, nous avons pu séparer un malade » de la salle commune de l'hôpital et le mettre dans la salle » des douteux, six jours avant l'apparition de l'éruption ».

Mais malgré cette ressemblance, au premier abord bien nette, du signe de Filatow avec celui de Koplik, certains auteurs : Concetti, Valagussa, mais surtout Koplik lui-même (132), nient formellement qu'ils soient identiques (2). Il est un fait que si, pour éclaircir cette question, on s'adresse aux publications ultérieures de Filatow, on voit disparaître une à une les ressemblances de son symptôme avec celui du pédiâtre américain. Ainsi, en 1898, dans la cinquième édition de son livre : « Sémiologie et diagnostic des maladies des enfants » (3), il montre, de douze à trente-six heures avant l'éruption cutanée, les taches rouges banales apparaissant sur le voile du palais,

(1) Une traduction allemande en a été donnée dans l'article de Slawyk. Faute d'avoir pu nous procurer le livre de Filatow, nous avons pu cependant retrouver le texte russe cité dans une communication de Guérassimow (100) ; c'est d'après lui qu'est donnée la traduction ci-dessus, qui diffère par quelques détails, d'ailleurs sans importance, de celle de Slawyk.

(2) Pour l'assimilation proposée par Guérin de l'aspect décrit par Filatow à l'aspect dépoli de la muqueuse qu'il a lui-même décrit, cf. ci-dessous, p. 40. Comparez aussi la description de Filatow à celle que donne Baginsky des « nécroses épithéliales de la bouche ». Cf à la bibliographie, Baginsky (25 bis), en note.

(3) Cité par Strzelbicki.

puis gagnant la muqueuse des joues et des lèvres, et c'est seulement le lendemain, qu'en ces mêmes endroits, devient visible « la desquamation de l'épithélium, qui a la forme de » petites saillies délicates qu'on peut facilement effacer avec le » doigt, et fait apparaître la muqueuse comme parsemée de son ». Ainsi, par son apparition tardive après l'énanthème banal, par son existence, notamment, sur le voile du palais, par sa faible adhérence à la muqueuse, ce signe apparaît très différent de celui de Koplik.

Mais il y a mieux : plus tard encore, en octobre 1901, à la suite d'une communication de Guérassimow sur le signe de Filatow (qu'il identifie d'ailleurs au Koplik), Filatow lui-même s'exprima en ces termes (78) : « Je suis d'accord que le signe » que vous décrivez peut avoir une signification importante. » Seulement il est regrettable que cette desquamation n'apparaisse pas assez tôt, et qu'en l'attendant on puisse être en » retard pour l'isolement. — Et pour nous, pendant l'épidémie » actuelle, nous avons isolé les malades par la fièvre ». Cette opinion, vraiment peu indulgente, de Filatow sur son propre signe, n'avait encore, que nous sachions, jamais été reproduite.

En résumé, il est douteux, quoique le fait ne soit pas impossible, que le signe décrit par Filatow soit identique à celui de Koplik. Mais si vraiment il l'était, il faudrait ajouter que Filatow, tout en ayant signalé dès 1905 la valeur diagnostique précoce, revint, dans la suite, sur sa première appréciation, et, de la sorte, ne tira jamais de cette propriété tout le parti pratique que sut si bien en tirer Koplik.

3° *Description de Bielski* (1890). — A tous les auteurs dont nous venons de critiquer les titres à la priorité sur Koplik, il faut en ajouter un dernier : Bielski, dont le nom, jusqu'à ce jour, n'est pas sorti du domaine de la littérature médicale slave : cité, en effet, par Strzelbicki (208) et Guérassimow (100) ; il semble, à ces deux exceptions près, être complètement ignoré.

C'est lui-même qui revendique cette priorité. Il le fait d'ail-

leurs en ces termes très modestes : « Le symptôme dont on
» parle ici a été décrit par moi, en 1890, dans un journal médi-
» cal de province (Protocoles de la société médicale Pskow).
» Ce journal était si peu répandu qu'on peut considérer mes
» observations comme non publiées. En les communiquant de
» nouveau, après les avoir vérifiées sur un plus grand maté-
» riel, j'ai pensé que ces observations, tout en ne présentant pas
» un intérêt de nouveauté, ne seront pas inutiles, même dans
» le cas où elles ne serviraient qu'à confirmer ce que les autres
» ont dit à ce sujet ».

Il nous a malheureusement été impossible de nous procurer la première communication de Bielski, publiée en 1890. Mais l'article paru en 1898 dans le « Méditsinskoié Obozriéniié », dont le passage précédent est extrait, ne laisse guère de doute sur ce que le signe décrit est bien du Koplik. Ses principaux caractères sont en effet les suivants : Il est constitué par des petites taches blanchâtres de moins de 1/2 millimètre, entourées d'une aréole rouge, siégeant sur la muqueuse des joues et des lèvres, et, en partie sur celle des gencives (1) ; sur le palais dur et mou, leur existence est exceptionnelle ; encore y sont-elles mal délimitées, difficiles à voir et d'apparition plus tardive que sur les joues ; elles ne se rencontrent jamais sur les conjonctives. Elles présentent une assez grande adhérence à la muqueuse buccale et forment sur elle une légère saillie ; elles apparaissent deux ou trois jours avant l'exanthème et disparaissent en général le lendemain de la sortie de ce dernier. Presque constantes elles peuvent cependant manquer dans quelques cas. Elles sont pathognomoniques de la rougeole et, en particulier, font toujours défaut dans la scarlatine et la rubéole, constituant ainsi un excellent signe diagnostique différentiel avec ces deux affections. Au point de vue du diagnostic,

(1) Confusion probable sur ce point avec la stomatite de Comby : mais pareille confusion a été commise si souvent, comme nous le verrons, par des auteurs qui pourtant connaissaient bien le signe de Koplik, qu'on ne saurait en tirer argument contre l'identité du signe de Bielski avec celui de Koplik. — De même, l'existence exceptionnelle et incertaine du signe de Bielski sur le palais ne saurait être non plus une objection suffisante.

positif, elles peuvent rendre de grands services dans certains cas difficiles (premier cas d'une épidémie, cas sporadiques, rougeoles non précédées de signes catarrhaux). Enfin elles sont encore précieuses en ce qu'elles permettent un diagnostic précoce, et évitent ainsi l'incertitude si préjudiciable du diagnostic au début de l'affection.

Evidemment, il s'agit là d'une description écrite en 1898, et nous ignorons si tous ces détails se trouvaient déjà dans la communication publiée par Bielski, en 1890. On voit, en tout cas, qu'il s'agit bien du signe de Koplik, et nous pouvons ajouter qu'une observation, qui sera citée plus loin (3e P., Ch. I, B, 1), tend à prouver que, du moins au commencement de l'année 1896, son auteur connaissait déjà le caractère pathognomonique et la précocité d'apparition du signe constaté.

Pour conclure, il semble qu'on puisse résumer cette longue discussion en disant : Les seuls auteurs à propos desquels une revendication de priorité ait quelque motif d'être présentée sont Flindt, Filatow et Bielski. Le signe de Flindt et celui de Filatow présentent sur certains points très importants de grandes différences avec celui de Koplik. Néanmoins, comme sur d'autres ils offrent des analogies, *il n'est pas impossible* que Flindt en 1878 et Filatow en 1895 aient vu déjà le signe « de Koplik ». Mais c'est là tout ce que l'on peut dire. En tout cas Flindt n'en a pas signalé les applications diagnostiques, et si Filatow l'a tout d'abord dépeint comme un signe précoce et utilisable pour la prophylaxie de la rougeole, il est revenu complètement, plus tard, sur ses premières affirmations. Quant à Bielski, du jour où il serait acquis que sa publication de 1890, est aussi précise que celle de 1898, on devrait reconnaître que, six ans avant Koplik, il avait décrit le signe qui porte aujourd'hui le nom du médecin américain. Mais d'ici que cette vérification soit faite, il serait contraire à tout esprit critique de donner une conclusion ferme, où il ne saurait y avoir qu'une opinion d'attente.

Quoi qu'il en soit de ces revendications de priorité, par la description si parfaite qu'il a donnée de son signe, par la netteté avec laquelle il a mis en lumière son caractère pathognomonique et son apparition précoce, par le sens clinique avec lequel il a montré l'application de ces deux propriétés au diagnostic et à la prophylaxie de la rougeole, Koplik a bien mérité que ce symptôme reçût le nom de : *Signe de Koplik*. (1)

III. — Principaux travaux publiés sur le signe de Koplik.

Nous serons bref à ce sujet, car c'est surtout dans les pages suivantes que nous ferons connaissance de manière vraiment utile avec les principaux travaux parus. Ici nous nous bornerons à indiquer quels furent, dans les différents pays, les publications les plus saillantes, en essayant de noter en quelques mots l'opinion générale qui s'en dégage et les progrès qu'elles ont fait faire à la connaissance du symptôme.

En *Amérique*, Libman (146), à qui Koplik avait enseigné son signe dès 1895, publie en 1898 le résultat extrêmement favorable de ses observations, tant au point de vue du diagnostic différentiel qu'à celui de la prophylaxie de la rougeole. Peu de temps après, Sobel (200), se plaçant surtout au point de vue dermatologique, montre tout le parti qu'on peut tirer d'un symptôme qui permet de distinguer la rougeole des nombreuses variétés d'éruptions morbilliformes. Les observations de Hirsh (116), le bref exposé où, en quelques lignes concises, Lankford (141) met vivement en lumière chacune des précieuses qualités

(1) Synonymie : On trouve dans quelques cas le signe de Koplik désigné sous le nom de : signe de Flindt-Koplik (Sepet), taches de Filatow (Falkener), taches de Koplik et de Filatow (Reid), symptôme de Filatow-Koplik (von Bonsdorff).

Beaucoup d'auteurs se sont demandé comment il était possible qu'un signe aussi caractéristique que le Koplik, et pour ainsi dire constant, ait si longtemps passé inaperçu. Il ne peut y avoir à cela qu'une raison bien simple : c'est que, si l'on examine systématiquement la gorge des enfants malades, on ne songe guère le plus souvent, à aller regarder leurs joues et leurs lèvres, ni surtout à les écarter des arcades dentaires avec un abaisse-langue. N'empêche, il est vrai, que plus d'une fois, malgré tout, ces taches ont dû frapper les yeux des médecins, mais aucun, précisément, n'a songé à les rechercher systématiquement pour étudier leur valeur, ce que fit au contraire Koplik, et ce qui lui permit d'en tirer tout le parti que l'on sait.

cliniques du symptôme étudié, les publications de Castelli, Cotter, Maroney, Newcomb, Ross, Zahorsky, etc., achevèrent de vulgariser en Amérique la connaissance du signe de Koplik. Une discussion qui eut lieu à l'Académie de médecine de New-York (janvier 1900) à la suite d'une communication d'Adriance (20), lui fut très favorable, et il en fut de même de l'intéressante enquête ouverte par le *Maryland Medical Journal* (21), dont l'un des résultats fut que, sur vingt pédiâtres, dix-sept se trouvèrent d'avis que la présence du signe de Koplik permettait d'affirmer le diagnostic de la rougeole.

En Europe, c'est en *Allemagne*, dans le service du professeur Heubner, de Berlin, que le signe de Koplik fut pour la première fois étudié, notamment par Finkelstein, Slawyk et Perkel. La communication de Finkelstein nous est déjà connue ; elle est surtout intéressante parce qu'elle fut l'une des premières, peut être la première qui fut faite après l'article princeps de Koplik. Mais beaucoup plus important est l'article de Slawyk, dont on peut dire que c'est en réalité lui qui a fait connaître le signe de Koplik en Europe, en même temps que, le premier, il soulevait la question de priorité en faveur de Filatow. Quant à la thèse de Perkel, elle n'ajoute guère aux données de Slawyk que quelques renseignements statistiques, d'ailleurs intéressants. Mention spéciale doit encore être faite du très important travail de Loránd (1), qui repose sur l'étude d'un nombreux matériel d'observation. Après quoi, si l'on fait exception de la note discordante jetée par un article d'Aronheim, il suffira de signaler comme confirmant d'une manière générale la haute valeur du signe de Koplik, les publications de Cohn, Manasse, Pospischill, Rolly, Rüdel, Sippel, celle toute récente de Steinhardt, etc.

En *Autriche-Hongrie*, Knöspel publie, dès 1898, une intéressante étude, qui contribue, avec celle de Slawyk, à vulgariser la connaissance du signe de Koplik ; l'année suivante

(1) Celui-ci a d'ailleurs été recueilli à Buda-Pesth, où Lorand l'utilisa pour une première communication moins développée, avant de faire paraître en Allemagne son travail complet. Cf. Bibliographie.

paraît un article de Schmid, un autre de Havas, où la distinction ne semble pas toujours bien faite entre le signe de Koplik et la stomatite érythémato-pultacée de Comby, un dernier enfin de Widowitz, dont les observations, souvent citées, et que nous discuterons plus loin, représentent le Koplik comme ayant été trouvé dans d'autres affections que la rougeole. Plus tard enfin, en 1902, paraît un important travail du médecin serbe Vucetic, qui constitue une étude approfondie de la question.

En *Angleterre*, le travail le plus important qui ait paru sur le signe de Koplik (désigné, en la circonstance, sous le nom de « taches de Filatow ») est assurément celui de Falkener (73) ; il y faut signaler particulièrement ce qui a trait à la description du symptôme et à sa fréquence aux différents jours de la maladie. A côté de l'article de Falkener, mention spéciale doit être faite de la « Note » et des figures de W. Williams ainsi que des publications toutes récentes de Muir et de Balm. Signalons enfin qu'au Congrès de 1901 de la *British medical Association*, l'opinion générale des orateurs a été très favorable au signe de Koplik, quelques réserves étant cependant faites en ce qui concerne sa fréquence.

En *Italie*, une des principales études qui aient été publiées est celle de Valagussa, qu'accompagne une planche en couleurs originale. Elle conclut à la grande valeur diagnostique différentielle du signe de Koplik, met en garde les observateurs contre sa confusion (trop souvent commise) avec la stomatite érythémato-pultacée de Comby, et insiste sur la nécessité de la rechercher systématiquement chaque fois qu'on pratique l'examen physique d'un enfant. Des études assez nombreuses, mais de très inégale valeur, ont encore paru en Italie sous la signature de Cioffi, Concetti, Cozzolino, Filè-Bonazzola, Mariotti-Bianchi, Michelazzi, Morano, Pacchioni, etc. Quant à l'article de Motta-Coco, qui repose sur un parallèle entre le signe de Koplik dans la rougeole, et un soi-disant autre signe que Koplik aurait décrit dans la rubéole, il ne peut, à cause de cette erreur fondamentale et bizarre, être pris en considération.

En *Russie*, paraissait dès 1898 cet intéressant article de Bielski auquel il a été et sera encore fait maintes fois allusions au cours de cette étude. Signalons encore une communication de Guérassimow, une étude du médecin finlandais von Bonsdorff, et une autre du médecin polonais Strzelbicki, qui, à côté de données numériques importantes et bien classées sur la fréquence du signe de Koplik aux différents jours de la maladie, contient, sur l'existence de ce signe à la langue, des assertions que nous aurons à discuter.

Parmi les pays dont la littérature médicale sur le signe de Koplik est moins étendue, signalons, en *Danemark*, les intéressantes observations de Monrad concernant des rougeoles diagnostiquées sur le seul signe de Koplik, quelquefois réduit à un très petit nombre d'éléments, voire même à un seul ; en *Suède*, la statistique de Wickman, qui contient les cas d'observation de Koplik les plus précoces que l'on connaisse ; en *Suisse*, une étude de Feer ; en *Roumanie*, la thèse d'Auerbach ; en *Espagne*, quelques lignes seulement de Benítez, Criado y Aguilar, Gómez, etc., etc.

En *France*, nous avons déjà montré combien le signe de Koplik était peu et souvent mal connu. En fait d'études le concernant, il n'y a vraiment que peu de chose à citer. Nous avons déjà mentionné les appréciations des principaux Traités, un article de M. Talamon, une leçon de M. Variot ; ajoutons y une autre leçon de M. le Pr Landouzy, les observations du Dr Marévéry, quelques lignes de M. Guinon (106) ; à la suite d'une communication de ce dernier à la Société de Pédiâtrie (103), une courte discussion où le Koplik fut rapidement exécuté ; enfin quelques mots, très peu favorables ou franchement défavorables dans la thèse de Serinelli et dans celle d'Agéon, dans la deuxième édition du Précis de Médecine infantile de Weill, dans la quatorzième édition du Manuel de Pathologie interne de M. le Pr Dieulafoy, etc. Mais ce ne sont là que brefs articles ou simples mentions plus brèves encore au cours d'un ouvrage beaucoup plus général. Et si l'on cherche alors quelque étude plus étendue, on n'en trouve guère que deux : l'une, de Bacaloglu, fait partie d'un travail qu'il consacre aux maladies observées par lui au Pavillon des Douteux de l'hôpital des Enfants-Malades alors qu'il était l'interne de M. le Dr Moizard, il se contente de décrire rapidement le signe, d'en évoquer d'un mot les importantes applications au diagnostic précoce et au diagnostic différentiel, et d'en signaler la présence dans quelques observations. L'autre étude, sensiblement plus importante, est due à Guérin, qui consacre au signe de Koplik, qu'il a étudié dans le service de M. Sevestre, tout un chapitre de sa thèse. Il donne du symptôme une bonne description et insiste notamment sur la petitesse du point central, qui, loin d'atteindre de deux à six millimètres comme on l'écrit souvent par erreur, ne mesure pas plus de un demi à un millimètre de diamètre ; il montre que c'est en le cherchant avant l'apparition de l'éruption qu'on le rencontre avec le maximum de fréquence. Il ne l'a jamais trouvé dans les autres fièvres éruptives, ni dans la grippe, les éruptions médicamenteuses, et, d'une façon générale, les divers exanthèmes morbilliformes. Au point de vue du diagnostic précoce toutefois, il ne l'estime pas d'une aussi grande valeur que pour le diagnostic différentiel. Enfin, le premier, il insiste sur l'importance diagnostique de *l'aspect dépoli* de la muqueuse, et a ainsi le mérite d'avoir attiré l'attention sur une particularité importante, dont nous-même, qui l'avions constatée avant d'avoir connaissance de son travail, avons, en maintes circonstances, apprécié la valeur.

Nous allons aborder maintenant, à proprement parler, l'étude du signe de Koplik, heureux si, par l'exposé des recherches qui se sont accumulées depuis dix ans, et par celui de nos modestes observations, nous arrivons, en France, à attirer l'attention davantage qu'elle ne l'est aujourd'hui, sur ce symptôme précieux et éminemment clinique de la rougeole au début.

PREMIÈRE PARTIE

ÉTUDE DESCRIPTIVE DU SIGNE DE KOPLIK

Le signe de Koplik apparaît, à la période d'invasion de la rougeole, sur la muqueuse qui recouvre la face interne des joues et des lèvres. Il consiste en petites taches roses, irrégulières, centrées d'un menu point blanc-bleuâtre, juste assez grand pour être visible. Leur recherche, facile lorsqu'elles existent en grande quantité et qu'elles sont bien développées, peut devenir délicate quand leur nombre est restreint et leur évolution tout à fait à son début. La question de leur homologie avec les autres manifestations éruptives — énanthématiques ou exanthématiques — de la rougeole, est encore incomplètement élucidée.

Description du signe, manière de le rechercher, rapports entre sa nature propre et celle des autres phénomènes éruptifs de la rougeole, tels sont donc les trois points que nous allons étudier.

CHAPITRE PREMIER

DESCRIPTION DU SIGNE DE KOPLIK

Le signe de Koplik peut être réduit à un seul élément ; beaucoup plus souvent, il en existe un nombre plus ou moins grand, dont le groupement présente des caractères spéciaux ; enfin des modifications morphologiques se produisent de par l'évolution même du signe, dont l'aspect diffère, lors de sa naissance ou de sa disparition, de ce qu'il est à sa période d'état.

Pour prendre une idée nette du symptôme de Koplik, il convient donc d'étudier successivement :

A. *L'élément-Koplik.*

B. *Le groupement-Koplik.*

C. *L'évolution morphologique de l'un et de l'autre.*

A. — L'élément Koplik (1).

L'élément-Koplik résulte de l'association d'une macule avec une papule. La macule est la tache rose dont nous parlions il y a un instant ; la papule, le point blanc-bleuâtre qui en occupe le centre.

1. La tache rose. — La partie maculeuse de l'élément-Koplik est de beaucoup la moins importante.

La tache qui la constitue est de *couleur* rose, mais d'un rose dont l'intensité varie avec le temps : rose ou rouge clair au début ; plus tard, rouge franc ; plus rarement rouge foncé.

---

(1) Cf. p. 38, note (1).

Sa *forme* est irrégulière, étoilée ou arrondie [Koplik (137)]; elle dessine, dit Bielski, « une mince zône d'hyperhémie qui » entoure les petites taches blanchâtres ; quelquefois elle » n'existe que d'un seul côté et prend l'aspect d'une demi-cir- » conférence ; quelquefois elle peut être tout à fait absente ». Notons au passage cette absence possible de l'élément maculeux dans le signe de Koplik ; nous aurons à y revenir bientôt.

Il est difficile de parler avec quelque précision des *dimensions* de la tache ; c'est que tout dépend de l'époque où on la considère. Au début, c'est une étroite auréole, sertissant le point blanc qu'elle déborde à peine, et participant de ses minuscules dimensions ; plus tard, elle s'élargit beaucoup et s'accroît excentriquement jusqu'à venir confluer avec les taches voisines. Aussi peut-on, avec avantage, se montrer large dans les évaluations ; : dire, comme Rüdel, que les taches mesurent « environ de deux à quatre millimètres de diamètre », ou, comme Slawyk, qu'elles sont de la grosseur d'une lentille, est encore trop précis dans son imprécision. Disons plus simplement : la tache rouge peut manquer ; mais, dans la grande majorité des cas, elle existe. Elle peut n'être au début qu'un étroit halo autour du point blanc tout menu. Mais bientôt elle s'étend jusqu'à confluer avec les taches voisines. C'est dans ces conditions qu'elle peut atteindre, pour employer la comparaison usuelle, les dimensions d'une lentille. Mais tout dépend, en somme, du moment de son évolution où elle se trouve, et, dans une certaine mesure aussi, de la distance qui sépare l'un de l'autre les différents éléments-Koplik.

2. Le point blanc-bleuâtre. — Le point blanc-bleuâtre est la partie essentielle de l'élément-Koplik. *Lui seul*, nous y reviendrons d'ailleurs, *est pathognomonique de la rougeole*.

Sa *couleur* a été différemment qualifiée par les auteurs. On l'a dit : blanc (Perkel), blanchâtre [Heubner (114)], blanc opalin (Bacaloglu), blanc laiteux [Loránd (152)], gris-azur, gris-bleu, bleuâtre, gris-blanchâtre (Morano), blanc-bleu [Baginsky (25)], blanc-bleuté (Marévéry), nacré (Pacchioni). Toutes ces épithètes s'approchent plus ou moins de la vérité ;

cependant l'expression adoptée par Koplik semble être encore la meilleure, et, avec lui, nous continuerons à parler du « menu point blanc-bleuâtre ». Il importe toutefois de faire une remarque ; ce qui domine de beaucoup, dans cette nuance un peu complexe, c'est le blanc [Caiger (43), Loránd (152)], et quand on regarde la bouche d'un enfant qui présente le signe de Koplik, on a, au premier abord, l'impression d'avoir sous les yeux de simples petits points blancs. Ce n'est qu'à un examen plus approfondi et plus minutieux, qu'on reconnaît l'existence de cette teinte bleuâtre, dont la valeur diagnostique est considérable. Décrire, comme on l'a fait, des « petites saillies violacées, couleur d'ardoise » (F. Lévy) est donc une grosse exagération.

Nous venons de parler de la valeur diagnostique de cette teinte bleuâtre. Nous verrons, en effet, qu'elle permet de différencier le signe de Koplik de certaines manifestations buccales qui lui ressemblent quelque peu ; en particulier de certaines d'entre elles, qui présentent une teinte jaunâtre plus ou moins accusée. Or l'élément Koplik est blanc-bleuâtre ; il n'est jamais blanc-jaunâtre. Aussi doit-on absolument récuser les épithètes de « blanc-jaunâtre » [Baümler, Heubner (114)], « blanchâtre tirant sur le jaune sale » (Rüdel), et même de « jaune-bleuâtre » (14), parfois employées pour qualifier la couleur de Koplik.

La description qui précède suppose le Koplik arrivé à sa période d'état. Il est alors opaque, et sa couleur blanc-bleuâtre se perçoit bien. A un stade plus précoce, il n'en est pas tout à fait de même : légèrement opalin, presque transparent (Guérin), il est à peine teinté. Retenons ce fait ; tout à l'heure nous le retrouverons, à propos de l'aspect vésiculaire que peut prendre parfois le signe de Koplik.

La *forme* des points blanc-bleuâtre est un peu variable : les uns sont nettement arrondis, d'autres un peu allongés, d'autres encore irréguliers et anguleux (Bielski). D'une manière générale, on peut dire qu'ils sont plus ou moins irrégulièrement arrondis.

Leurs *dimensions* sont tout à fait *minimes*; on ne saurait trop insister sur ce point : beaucoup d'hésitations, à propos de manifestations buccales ressemblant au Koplik, seraient évitées, si l'on avait toujours bien présente à l'esprit l'extrême petitesse du point blanc. « Juste assez grand pour être visible », d'après Koplik (134), il ne dépasse jamais, si l'on s'en rapporte à l'évaluation de Loránd (152), le diamètre de un millimètre. Cette limite supérieure nous semble effectivement correspondre à la réalité. Quant à la moyenne des cas observés, elle paraît être représentée avec justesse par les chiffres de Slawyk, qui estime compris entre 0,2 et 0,6 mill. le diamètre du point blanc-bleuâtre.

Il faut ici relever une erreur, qui, si elle ne se trouvait exprimée qu'une fois, pourrait passer pour un lapsus, mais qui, reproduite par un grand nombre d'auteurs, est susceptible de donner du signe de Koplik une idée absolument fausse. Slawyk a écrit *en chiffres*, comme il vient d'être fait ici-même, que le diamètre de l'efflorescence blanche du Koplik a pour mesure : 0,2 — 0,6 *mm.* ; lisez : *de deux dixièmes à six dixièmes de millimètre*. Or de très nombreux auteurs, presque tous français [Combe, Gillet (26), Guérin, Guinon (105, 106), Renault, Serinelli, etc.] ont traduit les chiffres de Slawyk par ces mots : de deux à six *millimètres* (de même Benítez, d'Espine et Picot : « quelques millimètres »; Henri Roger : « 1 à 5 mm. »; Marévéry : « 2 à 5 mm. ») : ce qui revient à attribuer au point blanc-bleuâtre de Koplik des dimensions *décuples* de celles qu'il possède en réalité ! — On ne saurait s'étonner, après cela, de voir se perpétuer les confusions que commettent maints auteurs entre le signe de Koplik et de simples aphtes ou de petites plaques de stomatite de Comby ; de telles confusions, relativement fréquentes, et dont nous citerons plus loin des exemples, seraient pour la plupart faciles à éviter, rien qu'à considérer les dimensions de ces diverses productions. Il le faut répéter : dire que le point blanc du Koplik mesure de 2 à 6 millimètres, ou même qu'il atteint la grosseur d'une lentille (Havas), est une erreur énorme ; dire, comme cela se fait souvent [Fels, Heubner (114), Legrand, Manasse (156)] qu'il est gros comme un grain de mil ou une tête d'épingle est encore au-dessus de la vérité. Non : *le point blanc-bleuâtre est très petit, tout à fait menu, parfois même difficile à apercevoir ; il mesure en général de deux dixièmes à six dixièmes de millimètre, et ne dépasse jamais 1 millimètre de diamètre.*

Le point blanc-bleuâtre fait sur la muqueuse buccale une *légère saillie* ; aussi le terme de « petite *tache* blanc-bleuâtre », sous lequel on le désigne parfois [Feer, Guinon (105)], n'est-il pas très justifié. Mais il y a plus important : nous voulons parler de la *différence d'aspect* que présente la petite saillie suivant que le Koplik est à sa période d'état ou encore tout jeune. *Opaque*, nous le savons, *à sa période d'état*, le point blanc-bleuâtre constitue une petite papule (Henoch) et peut éveiller l'idée d'une délicate efflorescence de la muqueuse (Slawyk).

Mais tout autre, nous l'avons vu, est l'aspect du Koplik *au début*. *Légèrement translucide, presque transparent* parfois, il ressemble tout à fait à un élément de miliaire, et appelle invinciblement l'expression de « vésicule » (Hukiewicz, Pospischill, etc.). Or ce n'est pas ici le moment de discuter si l'élément-Koplik est ou n'est pas de nature vésiculaire. Il ressemble beaucoup à une vésicule : voici le seul point important ; car il explique les confusions susceptibles d'être commises entre lui et certaines manifestations vésiculaires de la muqueuse buccale, confusions que nous verrons ultérieurement le moyen d'éviter. Et il rend compte aussi de la difficulté qu'il y a à décider, à la lecture d'un travail, si tels éléments d'aspect vésiculaire, décrits comme constituant le signe de Koplik, en sont réellement, question analogue à celle que nous nous sommes posée, quand nous discutions tout à l'heure la revendication de priorité de Flindt, relativement à la description première du signe dit, aujourd'hui, « de Koplik ».

Saillant à la vue, le point blanc-bleuâtre l'est aussi au toucher. Le doigt, passé sur la muqueuse, le sent légèrement surélevé [Koplik (137), Slawyk, etc.] et comme « collé » à sa surface (Balme). L'*adhérence* du point à la muqueuse est trop grande pour que ce simple passage du doigt suffise à l'en détacher ; on n'y arrive même pas généralement avec l'abaisse-langue ou le manche d'une cuiller, à moins que le frottement ait réellement été pratiqué avec une certaine énergie. Koplik (132), après un nettoyage un peu vigoureux, par la mère, de la bouche de l'enfant, a trouvé quelquefois les points blanc-bleuâtre enlevés. Le même résultat s'obtient en frottant assez fort la muqueuse avec de l'ouate montée sur une pince, et nous avons vu se produire parfois, dans ces conditions, un léger saignotement. Cependant, en agissant avec quelque précaution, rien n'est plus facile — sauf peut-être dans les premières 24 heures (Rüdel) — que d'enlever le point blanc-bleuâtre sans causer d'hémorragie ni de douleur (Slawyk) ; le plus simple est de se servir d'une pince ; il reste alors une surface rose unie [W. Williams (229)].

Il y a enfin à considérer l'*action des lavages de bouche* et des gargarismes, qui sont susceptibles, mais à la condition toutefois d'être assez énergiques, de déterger la muqueuse de ses points blancs [Koplik (131)] ; il ne subsiste plus alors que l'aréole rouge sur laquelle ils reposaient, aréole qui, à elle seule, n'est pas pathognomonique [Koplik (131)]. D'où l'indication, quand on veut examiner le Koplik chez un rougeoleux, ou qu'on le recherche sur un douteux de rougeole, de pratiquer cette investigation avant tout nettoyage ou lavage de la bouche (Koplik, Vucetic).

Prélevons maintenant à la pince, ou par abrasion de la muqueuse, un des petits points blanc-bleuâtre, et portons-le sous le microscope. Au point de vue *histologique*, il se montre formé essentiellement de cellules épithéliales pavimenteuses desquamées, les unes à grand noyau, encore bien conservées, les autres en voie de dégénérescence graisseuse, à noyau difficilement colorable. Le tout est accompagné d'amas de débris cellulaires, de leucocytes, et aussi de quelques globules rouges résultant de l'abrasion de la muqueuse; enfin de nombreux microorganismes. De cette description, conforme à celle de nombreux auteurs [Koplik (132), Loránd (152), Rüdel, Slawyk, Valagussa, etc.] diffère légèrement de celle de Guérin, en ce que ce dernier mentionne seul la présence de filaments fibrineux, et que, par contre, il déclare n'avoir trouvé « par l'examen à l'acide osmique, aucune trace de la dégénérescence » granulo-graisseuse que mentionnent la plupart des auteurs ».

Et maintenant, il faut bien dire qu'un examen histologique, pratiqué dans les conditions que nous avons indiquées, ne saurait être que très imparfait. Le prélèvement à la pince, ou même par abrasion de la muqueuse, ne respecte pas suffisamment l'intégrité du point blanc-bleuâtre, compromise d'autre part par l'écrasement entre lame et lamelle ou complétement détruite par frottis, et sutout ce mode de prélèvement ne permet pas d'apprécier les rapports du point avec la zone hyperhémiée de muqueuse sur laquelle il repose ; d'où des contradictions comme celles-ci : Falkener (73) décrivant le Koplik comme une fine papille hyperhémiée, et légèrement tuméfiée, au sommet de laquelle l'épithélium est devenu pulpeux et a blanchi ; Valagussa déclarant que la muqueuse n'offre pas de solution de continuité, et que les points blancs n'en sont pas des efflorescences, car, si l'on déterge cette muqueuse avec de l'ouate, ils apparaissent par transparence au dessous de l'épithélium ; Pospischill enfin etd'autres, décrivant le point blanc comme une vésicule. C'est, dira-t-on, que Valagussa et Pospischill ont surtout été frappés par l'aspect translucide du début, et Falkener par l'opacité de la période d'état. Encore seul un examen histologique correct est-il susceptible de nous fixer sur la nature et la situation exacte du point blanc — papule ou vésicule ? sous-épithélial ou formé par la couche épithéliale elle-même ? — et de nous renseigner sur les variations que peut apporter à cette structure et à cette situation le stade évolutif où l'examen est pratiqué. Aussi, pour bien faire, faudrait-il, par biopsie, prélever non le seul point blanc, mais toute la petite surface de muqueuse hyperhémiée dont il occupe le centre — tout l'élément-Koplik, en un mot — et répéter ce prélèvement aux trois stades de début, d'acmé et de déclin. Après quoi les préparations seraient étudiées sur coupes. Aussi longtemps, en effet, que l'on ne connaîtra l'histologie de Koplik que par des examens, le plus souvent de simples frottis de son point blanc, on ne sera pas en droit de nier, comme le fait Koplik, qu'il puisse, au moins à un stade précoce de son évolution, avoir une structure vésiculaire. Cela est peu probable, mais cela n'est pas impossible. Malheureusement, pratiquer, pour s'éclairer, une biopsie, même très peu étendue, dans un milieu aussi septique que la bouche d'un rougeoleux, traumatiser une muqueuse qui ne demande qu'à donner asile aux microbes d'infection secondaire, c'est assumer une responsabilité devant laquelle on a jusqu'ici reculé.

L'aspect si particulier du signe de Koplik, son caractère pathognomonique reconnu aujourd'hui presque par tous, a donné un moment l'espoir qu'il fournirait la solution du problème *bactériologique* de la rougeole. Mais c'est en vain que les recherches se sont multipliées. Dans les préparations du point blanc, les germes colorés — bactéries, diplocoques, quelquefois streptocoques (Koplik, etc.) — n'étaient rien moins que spécifiques. Valagussa a pratiqué ses recherches au niveau de la tache rose, par une méthode analogue à celle décrite par Neufeld pour l'isolement du bacille d'Eberth de la roséole des typhiques : il ne fut pas plus heureux.

3. Valeur comparée du point blanc-bleuâtre et de la tache rose dans la constitution de l'élément-Koplik. — Maintenant que nous connaissons les deux parties constitutives du Koplik, tache et point, la question se pose de savoir si, dans l'ensemble de l'élément qu'elles constituent, même valeur doit être accordée à l'une et à l'autre. En d'autres termes : doit-on reconnaître à la tache rose seule ou au point blanc-bleuâtre seul une importance égale à celle de l'élément-Koplik complet ?

Voyons d'abord ce qui en est de la tache rose seule. Koplik (131) a écrit que le signe qu'il donnait comme pathognomonique de la rougeole au début, était constitué par la combinaison du point avec la tache. Mais, discutant plus tard de l'inconvénient qu'il y a à examiner la bouche après qu'un lavage a désagrégé les points blancs, en ne laissant subsister que les taches, il dit en propres termes en parlant de ces dernières : « Cè n'est pas là mon éruption ; et, comme je le montrerai, elles » (les taches) peuvent exister dans d'autres affections que la rougeole ». Et il cite les aphtes.

Cette opinion n'a rien qui puisse surprendre : le point blanc enlevé, la tache rouge qui reste ne diffère en rien de celle qui constitue l'énanthème morbilleux banal, depuis longtemps connu, de la rougeole, énanthème plus fréquent, sans doute, au voile du palais, mais qui est loin d'être rare sur la muqueuse des joues et des lèvres, où Rehn et Filatow, en particulier, l'ont décrit.

Quelques observateurs vont même plus loin : non seulement la tache rouge de Koplik ressemble de tout point à celle de l'énanthème banal, mais elle ne serait pas autre chose que celle-ci. En d'autres termes, l'aréole rouge ne ferait pas partie du Koplik, et ce n'est que par le fait d'un simple hasard que le point blanc se trouverait souvent occuper sa partie centrale [Caiger (43), Cohn, Loránd (152), Pospischill]. Comme preuve on ajoute, ainsi que Caiger (43), par exemple, que « quelques-unes » (des macules rouges) peuvent habituellement être découvertes » sur ces points de la surface buccale où n'est visible aucun » point blanc, que fréquemment des points peuvent être observés » autour desquels aucune sorte d'injection de la muqueuse ne » saurait être découverte, que d'autres encore peuvent être » situés au bord plutôt qu'au centre de ce qu'on appelle l'aréole ».

Nous ne discuterons pas ici, devant le faire ailleurs, la question de savoir si l'aréole appartient en propre au Koplik, ou si elle n'est qu'un élément d'emprunt ; mais il y a lieu, dès à présent, d'attirer l'attention sur deux faits. Le premier, c'est *qu'une tache rouge seule*, sur les joues ou les lèvres, sans point blanc-bleuâtre ni trace d'un tel point enlevé par frottement ou par lavage, *n'est pas du Koplik* ; on pourrait même ajouter qu'elle n'est pas pathognomonique de la rougeole (1). Aussi

(1) C'est pour cette raison que, pour désigner l'ensemble de la tache et du point, à l'expression généralement admise de « tache de Koplik », il serait préférable qu'on substituât celle *d'élément-Koplik*.

est-on en droit de s'étonner de voir des auteurs décrire le Koplik comme constitué par « de petites taches irrégulières d'un rouge clair » (Lemoine), ou, pis encore, dire que « Koplik a signalé » autour des glandules salivaires des taches rouges qu'il a consi- » dérées comme pathognomoniques d'une éruption morbilleuse » future ». [Variot (218)].

Le second point sur lequel nous voudrions insister, c'est *l'absence possible de l'aréole rouge autour du point blanc*. C'est là un fait qu'avec les auteurs cités plus haut, et contrairement à Libman (146,147) et à Monrad (165), qui adoptent dans son intégrité la description du Koplik, nous tenons pour exact. Nous ne disons pas qu'il soit fréquent, mais il se présente de temps à autre. C'est ainsi que, plusieurs fois, au milieu d'une éruption de Koplik, formée en majeure partie d'éléments à structure classique, reposant sur une muqueuse qui n'était pas encore arrivée au stade de la rougeur diffuse, il nous a été donné de voir quelques points, que n'entourait aucune aréole, se détacher sur le fond encore rose pâle de cette muqueuse.

Pour conclure, cette question de la valeur comparée du point et de l'aréole peut être résumée dans ces trois propositions :

1° *Une tache rouge seule ne constitue jamais le signe de Koplik ;*

2° *Dans quelques cas, ce signe peut se réduire au point blanc-bleuâtre seul*, c'est-à-dire dépourvu d'aréole, et reposant sur une muqueuse d'apparence normale. Il existe alors généralement d'autres éléments normalement constitués, qui facilitent le diagnostic.

3° *Dans la grande majorité des cas, il est constitué par les deux éléments que lui a décrits Koplik : point blanc-bleuâtre sur aréole rose.*

4. **Modifications de la muqueuse buccale en présence du Koplik. — Etat dépoli de la muqueuse.** — Nous avons, chemin faisant, signalé la plupart des modifications présentées par la muqueuse buccale. Nous avons ainsi montré qu'elle présente d'habitude, au début, une disposition tachetée ; plus tard, une rougeur diffuse. Aussi n'insisterons-nous que sur un aspect tout à fait parti-

culier de la muqueuse, que Guérin (1904) est à peu près seul à avoir signalé jusqu'ici. Il s'agit d'un « *aspect dépoli* » caractéristique, de la muqueuse de la face interne des joues « qui » accompagne toujours le signe de Koplik et qui même existe » parfois alors que celui-ci est peu net ». Nous avions fait la même constatation que Guérin indépendamment de lui et avant de connaître son travail, et ne pouvons que confirmer l'exactitude de son assertion. Sans être à même cependant d'émettre un avis aussi catégorique que le sien sur la question de constance — n'ayant pas noté systématiquement ce signe — nous pouvons dire néanmoins qu'il nous a paru très fréquent. Il est particulièrement caractéristique dans deux circonstances : au début, quand apparaît le Koplik et que la muqueuse n'est encore que peu modifiée dans sa couleur ; plus tard, quand disparaît le Koplik et que la muqueuse tend à reprendre sa couleur normale.

Dans cette dernière condition, le dépoli de la muqueuse permet d'affirmer la réalité d'un Koplik qui ne se présente plus que sous forme de traces douteuses. Mais c'est surtout dans l'autre circonstance, c'est-à-dire au moment où le Koplik, très discret et difficile à bien voir, fait seulement son apparition, que le dépoli de la muqueuse est susceptible de rendre de grands services. A une époque où, tous les matins, nous cherchions à dépister les cas de rougeole, dans un pavillon de scarlatine où s'étaient déclarés plusieurs cas d'infection morbilleuse, nous avons plusieurs fois observé ceci : Faisant ouvrir la bouche à un enfant, nous ne trouvions aucun élément-Koplik sur la zone de muqueuse jugale qui s'offrait directement au regard, c'est-à-dire sur celle qui correspondait à l'espace angulaire limité par l'écartement des deux maxillaires. Cependant cette muqueuse apparaissait nettement dépolie, et ceci suffisait à nous convaincre de l'existence du Koplik : toujours ensuite effectivement, après avoir écarté avec soin les joues des arcades dentaires, nous finissions par trouver le signe cherché, mais, plusieurs fois, seulement après un examen minutieux, qui n'aboutissait qu'à la découverte de quelques éléments rares et mal développés. L'enfant était isolé, et c'est le lendemain seulement que le Koplik apparaissait avec une pleine évidence. Nous dirons, à propos de l'évolution de ce signe, combien il est parfois délicat à reconnaître le tout premier jour de son apparition : la constatation dans ce cas du *dépoli de la muqueuse* est d'un précieux secours.

Nous n'avons jamais observé ce dépoli chez les scarlatineux que respectaient l'épidémie morbilleuse, et Guérin déclare ne l'avoir jamais observé dans les autres fièvres éruptives.

On peut s'étonner, comme on l'a fait si souvent pour le Koplik, que ce dépoli de la muqueuse n'ait pas été signalé plus tôt. Guérin le rapproche, sans grande conviction d'ailleurs, de la *desquamation furfuracée* des muqueuses labiale et buccale, signalée par Filatow (1).

Mais qu'on relise la description de cet auteur telle que nous la citions plus haut (p. 13), et l'on verra que ce rapprochement ne semble guère justifié. Filatow décrit une muqueuse comme parsemée de son, du fait de l'existence de minimes fragments d'épithélium desquamé, et ceci n'éveille guère dans l'esprit l'image de l'aspect simplement dépoli de la muqueuse, que nous avons en vue. Il est cependant un autre auteur qui semble avoir vu cet état dont nous parlons : c'est Bielski, le même qui, nous l'avons dit, paraît aussi avoir vu le Koplik dès 1890. Etudiant l'état de la muqueuse, il écrivait, en 1898 : « La muqueuse paraît mate ; elle a perdu son brillant, » son poli ». Seulement Bielski ne place ce tableau qu'au deuxième jour *stadii eruptionis*, c'est-à-dire au moment où sa constatation offre le moindre intérêt. Il attribue d'ailleurs aussi cet aspect à un état desquamatif de la muqueuse, mais, ce qui a son importance, sans ajouter le mot « furfuracé ». Avec la description de Filatow, en effet, on se représente une surface dont le vernis, pour employer une comparaison grossière, serait simplement écaillé ; avec celle de Bielski, une surface dont le vernis serait entièrement parti, et cette dernière comparaison

(1) « C'est sans doute le même phénomène qu'a observé le Dr Filatow, de Moscou, lorsque, etc. » (Guérin, Th. Paris, 1904, p. 28).

donne beaucoup mieux que la première l'idée de ce qu'est l'aspect dépoli de la muqueuse. Nous aurons d'ailleurs à revenir, plus tard sur cette question, en étudiant l'origine de cet aspect.

B. — Le groupement-Koplik

L'élément-Koplik nous étant connu, nous allons examiner de quelle manière une quantité variable de ces éléments se groupent pour constituer le signe de Koplik proprement dit. Nous étudierons dans ce but : leur nombre, leur mode de groupement, leur localisation.

1. **Nombre d'éléments Koplik entrant dans la constitution du signe de Koplik.** — Le nombre d'éléments-Koplik dont on peut constater l'existence dans la bouche d'un rougeoleux est susceptible de varier dans les limites les plus étendues : depuis l'unité jusqu'à un nombre si considérable qu'il est bien difficile de l'évaluer.

Sur le vu d'un seul élément, on est en droit d'affirmer la rougeole. Monrad (165) rapporte plusieurs observations, dont on trouvera l'une citée plus loin (2e P., ch. II, B), où le diagnostic a été posé dans ces conditions. Ross (185) cite deux observations où le diagnostic fut fait respectivement sur la constatation de deux et de trois éléments ; Falkeuer (73), une observation où, pendant toute la durée de la maladie, le nombre des taches ne s'éleva pas au-dessus de quatre. On pourrait citer beaucoup d'exemples semblables.

D'habitude, pourtant, le nombre des éléments est plus élevé. Slawyk, dont les chiffres ont été adoptés par de nombreux auteurs, l'estime en moyenne de 6 à 20 de chaque côté — ce qui, pour une moyenne, nous paraît un peu faible — ajoutant il est vrai, que ce nombre est susceptible d'atteindre quelquefois plusieurs centaines. Dans ce cas, moins rare que ne le laisse entendre Slawyk, la surface entière des joues et des lèvres, recouverte et comme criblée d'éléments-Koplik, prend un aspect blanchâtre tout à fait caractéristique. Nous y reviendrons bientôt.

2. **Groupement des éléments-Koplik.** — Le groupement des éléments-Koplik obéit à la loi suivante : *les taches roses, tant par voie de coalescence que par fusion dans l'hyperhémie généralisée de la muqueuse, finissent toujours, à un moment donné, par perdre leur individualité ; les points blanc-bleuâtre gardent toujours la leur et n'entrent jamais en coalescence.*

Pour *les taches roses*, le processus est le suivant : peu étendues au début, elles ne tardent pas à s'accroître excentriquement, si bien qu'assez vite plusieurs aréoles voisines arrivent au contact et forment une surface rose-rouge plus ou moins large, parsemée d'un nombre variable de points blanc-bleuâtre ; de la juxtaposition de plusieurs de ces surfaces avec des zones normalement colorées de la muqueuse encore non envahie, résulte un aspect bigarré ou marbré ; celui-ci, à son tour, ne tarde pas à disparaître pour faire place à une hyperhémie généralisée de la muqueuse, sur le fond uniformément rouge de laquelle se détache un nombre souvent considérable de petits points blanc-bleuâtre, menus et saillants [Koplik (132)]. En somme, cette coalescence des taches rouges ressemble de tout point à l'évolution, depuis longtemps connue, de l'énanthème morbilleux banal des joues et des lèvres.

Beaucoup plus intéressant à préciser est le mode de groupement *des points blanc-bleuâtre*. Celui-ci diffère quelque peu suivant leur nombre.

Quand le Koplik est discret, il est rare de voir les quelques éléments existant se tasser les uns contre les autres. Ils ont de la place, ils en profitent. Quelques millimètres les séparent les uns des autres ; parfois un centimètre (Valagussa).

Lorsqu'ils sont plus nombreux, il n'en va pas de même. Les uns, et c'est toujours le plus grand nombre, restent encore séparés, quoique moins distants que tout à l'heure ; mais les autres se réunissent en groupes serrés ; leurs aréoles ont vite fait de se rejoindre, et c'est alors autour de l'îlot tout entier que semble régner la bande hyperhémique (Bielski). Irréguliers sont les groupes ainsi formés, capricieux leurs contours. Un petit nombre de points les constitue, d'où leur étendue toujours faible. A l'intérieur de ces îlots, les points sont plus ou moins tassés ; çà et là, plusieurs d'entre eux peuvent se rapprocher suffisamment pour entrer en contact ; *jamais*, point capital, *ils ne perdront leur individualité pour former des plaques blanches, jamais ils n'entreront en coalescence ; toujours, avec un peu d'attention, on retrouvera leur caractère punctiforme*. C'est là un caractère signalé par Koplik dès sa première communication, et depuis par plusieurs auteurs [Lorand (152), W. Williams (229), etc.]. Mais peut-être n'y a-t-on pas assez insisté. Il est curieux, en effet, de voir, quand on lit ce qui a été publié sur le Koplik, combien d'auteurs ont confondu avec ce signe des manifestations qui n'en étaient sûrement pas, la stomatite érythémato-pultacée de Comby notamment (Havas, Knöspel, Rüdel, etc). Cette erreur serait toujours évitée si l'on se mettait bien dans l'esprit que jamais les points blanc-bleuâtre ne se fusionnent entre eux. Qu'ils puissent, dans les cas de Koplik intense, donner parfois, *à première vue*, l'aspect d'une petite plaque de stomatite de Comby, nous n'y contredisons pas. Mais toujours la moindre attention suffira à montrer qu'il n'existe pas entre eux de coalescence. Que si enfin, à côté d'éléments-Koplik caractéristiques, existent des taches unies, où un examen attentif ne permet absolument pas de trouver une structure punctiforme, loin d'en déduire, comme Falkener (73), par exemple, qu'il s'agit de Koplik coalescent, on devra affirmer la juxtaposition au signe de Koplik d'une stomatite distincte, stomatite de Comby le plus souvent.

Il nous faut enfin dire quelques mots de la forme que revêt le Koplik quand les points blanc-bleuâtre sont en nombre très considérable. La face interne des joues, « parsemée de myriades de points blanchâtres » [Koplik (132)], frappe le regard par sa blancheur, et son apparence caractéristique a suggéré aux auteurs les comparaisons les plus diverses. Elle semble « recouverte de poussière de farine » (Biedert et Fischl), d'éclaboussures de chaux (1), « parsemée d'une poussière blanchâtre » (Bielski), de « semoule tout à fait fine » (Feer, Vucetic), de fins grains de sel [Ross (185), W. Williams (229)]. Bien que, dans ces cas, la production élémentaire ne diffère en rien de ce qu'elle est dans le Koplik le plus discret, il est bon d'être prévenu du caractère un peu spécial de l'éruption dans son ensemble, afin de n'en pas méconnaître la nature (Valagussa).

3. **Localisation du signe de Koplik.** — Dans toutes ses publications, Koplik a écrit et répété que son signe s'orbservait uniquement sur la *muqueuse buccale*, spécifiant (131, 133) qu'il désigne par cette expression *uniquement la muqueuse qui recouvre la face interne des joues et des lèvres*, à l'exclusion de toute autre surface muqueuse (voûte palatine, voile du palais, piliers, etc.). Or, lorsqu'on parcourt la littérature du signe de Koplik, on est frappé de ce fait : l'immense majorité des auteurs considèrent sans doute la surface interne des joues et des lèvres comme le lieu d'élection de ce signe, mais un très grand nombre d'entre eux signalent encore la possibilité de son apparition, avec une fréquence variable, sur telle ou telle autre région (voile du palais, gencives, langue, etc), où son propre inventeur se refuse à le reconnaître.

Que faut-il penser de cette divergence de vues ? Il n'y a pas, croyons-nous, d'hésitation à avoir, et c'est de la façon la plus formelle que nous nous rangeons à l'opinion de Koplik, *dont nous n'avons en aucun cas rencontré le signe en dehors de la muqueuse jugo-labiale*. Comment expliquer dès lors que tant d'observateurs aient cru le rencontrer ailleurs ? Plusieurs cas sont à considérer, suivant la prétendue localisation du signe invoquée.

Pour les *gencives* (2), il n'y a guère de doute à avoir ; pres-

(1) Cette dernière comparaison, reproduite une peu partout, est attribuée tantôt à Slawyk [Lorand (152), Valagussa, etc.], tantôt à Koplik [Heubner (114)], mais elle nous a complètement échappé à la lecture de l'un et de l'autre. C'est d'elle que dérive l'expression très caractéristique de « Spritzflecké » (c'est-à-dire « éclaboussure ») par laquelle Heubner désigne d'habitude l'élément-Koplik.

(2) Bacaloglu, Bielski, Brüning, Caiger (42, 43), Criado y Aguilar, d'Espine et Picot, Falkener (73), Fels, Havas, Henoch, Hirsh (116), Kœnspel, Lemoine, F. Lévy, Perkel, Rüdel, Sippel, Tuley, Talamon...

que toujours, sinon dans tous les cas, il s'agit de l'erreur déjà signalée (p. 44), qui consiste à considérer des plaques de stomatite érythémato-pultacée de Comby comme du Koplik coalescent. Erreur dans une certaine mesure explicable, d'ailleurs. Prenons en effet pour exemple la gencive du maxillaire inférieur : sur la plus grande partie de sa hauteur, le Comby affecte la forme de plaques lisses plus ou moins étendues, qui ne ressemblent en rien au Koplik ; mais plus bas, sur la partie de la gencive qui avoisine le cul-de-sac gingivo-labial ou gingivo-jugal — peut-être du fait d'une certaine mobilité de la muqueuse sur le plan sous-jacent — ces grandes plaques se fragmentent en d'autres beaucoup plus petites, et peut-être aussi moins lisses. D'où la tentation de décrire toute une série d'intermédiaires entre les éléments-Koplik isolés et punctiformes de la muqueuse buccale, et la grande plaque lisse de la gencive, celle-ci résultant de la coalescence d'un plus ou moins grand nombre de ceux-là. C'est à cette tentation qu'ont cédé, de toute vraisemblance, Falkener (73), Havas, Knöspel, Rüdel, et bien d'autres encore, qui n'auraient pas commis cette erreur s'ils s'étaient soutenus de ce que jamais les éléments Koplik n'entrent en coalescence.

Pour ce qui est du Koplik du *palais mol ou dur et des piliers* (1), nous avouons n'avoir jamais rencontré en ces points de formations susceptibles d'éveiller même quelque hésitation. On en a pourtant décrit, et voici ce qu'on peut dire à ce sujet : Tout d'abord, certains auteurs décrivant, aujourd'hui encore, le Koplik comme une tache rouge [Lemoine, Variot (218)] il n'est pas surprenant que ce signe ait pu être confondu dans quelques cas avec l'énanthème palatin. Koplik lui-même (131) dit avoir eu l'occasion de constater plusieurs fois cette étonnante méprise. Mais une source d'erreur plus explicable réside dans ce fait qu'il existe parfois, à la période d'invasion de la rougeole, sur la voûte palatine et le voile, des « vésicules petites, blanchâtres, punctiformes », que Koplik identifie

(1) Bielski, Brüning, Falkener (73), Landouzy, F. Lévy, Monti, Pacchioni, Perkel, Pospischill, Steinhardt, Tuley, Vuccetic, Wickman...

à celles décrites par Flindt en ces points et sur la conjonctive palpébrale. Or, écrit ailleurs Koplik (134), « tous les signes, » taches ou aspects du palais dur ou mou, des piliers de la con- » jonctive, sont dépourvus de valeur et plutôt trompeurs, car des » signes et des taches exactement semblables à ceux décrits » n'apparaissent pas seulement dans la rougeole, mais aussi dans » la rubéole, la scarlatine, la grippe et le simple mal de gor- » ge » (1). En particulier, en ce qui touche la rubéole, il cite Thomas et Emminghaus comme y ayant décrit de semblables vésicules palatines. Ajoutons enfin que, sous l'influence des déterminations buccales de la rougeole, comme d'ailleurs dans un grand nombre d'affections de la cavité bucco-pharyngienne, les follicules lymphatiques isolés du voile du palais, de la grosseur d'une tête d'épingle, hypertrophiés, sont entourés d'une auréole vasculaire distincte et rouge (Rüdel), et que cet aspect n'est peut-être pas sans avoir pu, lui aussi, prêter à confusion avec le signe de Koplik.

On a décrit encore du Koplik — disons plutôt du pseudo-Koplik — *à la langue* (2), et toujours, quand les auteurs précisent cette localisation, à la pointe ou sur les bords [Loránd (152), Sippel, Strzelbicki, Valagussa]. Il est d'ailleurs généralement spécifié que cette manifestation est exceptionnelle, et ce n'est guère que par quelques unités que les exemples en sont cités. Aussi a-t-on peine à comprendre comment Strzelbicki a pu rencontrer 48 fois sur 84, soit dans l'énorme proportion de 57, 1 % des cas, l'extrémité antérieure de la langue recouverte d'une telle quantité de ce soi-disant Koplik, qu'elle semblait parsemée de son ou recouverte de multiples petites efflorescences de muguet. Cet aspect, que Strzelbicki juge assez ca-

---

(1) Sepet, dans sa « Note sur 327 cas de Rougeole », écrit: «Le signe de Flindt-Koplik existait chez presque tous les malades ; l'apparition des petites vésicules punctiformes siégeant sur le voile du palais dès le deuxième jour, nous a été d'un très grand secours, etc. » « Signe de Flindt », c'est bien ; « signe de Flindt-Koplik », c'est trop.

(2) d'Espine et Picot (qui invoquent la description de Koplik!), Feer, Gillet (95,96), Guinon (105), Lorand (152), Renault, Roger, Sippel, Slawyk, Strzelbicki, Valagussa.

ractéristique pour décrire une véritable « langue rougeoleuse », disparaîtrait à peu près en même temps que le Koplik vrai des joues. Or, si l'on réfléchit à la fréquence avec laquelle est examinée la langue chez l'enfant, on se demande comment un aspect aussi spécial et aussi habituel de cet organe aurait pu jusqu'à ce jour échapper aux observateurs. Il y a mieux : lorsqu'on étudie l'état de la langue dans la rougeole, on constate que « très souvent... les bords et la pointe... présentent une coloration rouge vif avec hypertrophie des papilles ». Ainsi s'exprime Guérin, confirmant un fait qui avait été signalé par M. le Prof. Dieulafoy et Caubet, et étudié par Duclos. Or Guérin, qui avait, comme Strzelbicki, l'attention spécialement attirée sur la langue de la rougeole d'une part, sur le Koplik de l'autre, déclare, contrairement à ces auteurs, qu'il n'a jamais rencontré le signe en cette localisation, ce qui vient à l'appui de nos observations. — Quant aux faits où il n'était dit exister, sur les bords ou la pointe de la langue, qu'un très petit nombre d'éléments, voire même un seul, il est bien probable qu'il s'agissait le plus souvent de ces petits aphtes, dont la ressemblance avec l'élément-Koplik peut quelquefois, à première vue, être assez grande.

Le Koplik a enfin encore été signalé, en dehors même de la cavité buccale, sur la conjonctive palpébrale et sur la pituitaire.

En ce qui concerne la *conjonctive palpébrale*, nous ne pouvons guère citer qu'une observation de Libman (148), qui eut l'occasion de voir le signe juste au moment où l'éruption commençait à apparaître sur la peau. Le fait est intéressant, car c'est par Koplik lui-même que Libmann apprit à connaître le signe décrit par cet auteur sur la seule muqueuse jugo-labiale. — Pour notre part, nous avons trouvé, sur le registre d'observations du Pavillon de la rougeole de l'hôpital Trousseau, la mention d'un fait de Koplik conjonctival, d'ailleurs très sommairement signalé. Nous ne le citons nous-même ici qu'à titre purement documentaire, ne l'ayant pas constaté personnellement. — Enfin nous savons que Flindt a décrit, en 1878, sur les conjonctives palpébrales, des vésicules analogues à celles qu'il a signalées, en particulier, sur le palais et qu'on a voulu identifier avec le signe de Koplik. L'auteur américain s'élève, nous l'avons vu (1), contre ce rapprochement et les recherches toujours négatives que nous avons faites de son signe sur la conjonctive palpébrale nous amènent, dans ce cas encore, à adopter son jugement.

Quant à ce que l'on a décrit enfin comme Koplik de la *pituitaire*, il n'en est guère fait mention, à notre connaissance, que par deux auteurs, Bielski et Strzelbicki. Encore Bielski n'est-il pas très affirmatif : L'examen de la muqueuse du nez, dit-il, ne donne pas très facilement des résultats positifs, « mais il semble que, même en cette localisation, et surtout sur la cloison du nez, il soit possible de remarquer, parmi l'hyperhémie généralisée, la même éruption punctiforme que dans la bouche, sous forme de petits amas blanchâtres d'épithélium ». Quant à l'observation de Strzelbicki, elle est relative à une fillette de deux ans et demi ; « l'éruption existait » déjà sur le visage ; sur le palais étaient des taches rouges » très nettes ; il y avait beaucoup de taches de Koplik sur la » muqueuse des joues et des lèvres, et, ajoute l'auteur, je les ai » vues en outre sur la muqueuse de la partie antérieure ac- » cessible des deux narines ». N'ayant pas recherché personnellement le Koplik de la pituitaire, nous n'avons pas d'expérience de la question. Cependant cette unique observation de Strzelbicki ne nous semble pas devoir emporter la conviction, d'autant que c'est ce même auteur qui, nous venons de le voir, a déjà cru pouvoir décrire l'existence du Koplik sur la langue dans près de 60 % des cas !...

Et maintenant, après cette longue revue de toutes les régions où le Koplik n'existe pas, il va nous être possible de décrire, en beaucoup moins de mots, les seules localisations qui soient les siennes : *muqueuse de la face interne des joues et des lèvres* ; ou, plus brièvement, *muqueuse buccale*, expression un peu im-

(1) Cf. citat. de Koplik (134), ci-dessus, p. 47.

précise de Koplik, à laquelle nous préférons celle de *muqueuse jugo-labiale*.

Sur les *joues*, le Koplik peut être trouvé en n'importe quel point : du bord antérieur de la branche montante du maxillaire jusqu'à la commissure buccale, et, en hauteur, de la gouttière vestibulaire supérieure à l'inférieure. Il s'en faut pourtant que toutes ces localisations soient aussi fréquentes. Le signe de Koplik ne s'observe que rarement tout à fait en arrière. Pourtant, dans 10 cas sur 76, Falkener (73) l'aurait observé « sur le pont de muqueuse qui, de chaque côté, va de la mâchoire inférieure à la supérieure, en arrière des molaires postérieures, réunissant la joue au voile du palais ».

Le Koplik est plus fréquent tout à fait en avant, au niveau de la commissure buccale, que tout à fait en arrière. Pourtant ce n'est pas là encore un lieu d'élection.

Il y a, en réalité, sur la joue, trois régions pour lesquelles le signe de Koplik a une prédilection marquée; ce sont, de haut en bas :

1° La partie de la muqueuse jugale située en face des molaires et des prémolaires supérieures, ainsi que des gencives de ces mêmes dents, assez souvent avec agglomération d'éléments au voisinage de l'embouchure du canal de Sténon.

2° La partie moyenne de cette même muqueuse, c'est-à-dire celle qui répond, lorsque la bouche est ouverte, à l'intervalle des deux arcades dentaires.

3° La partie de la muqueuse de la joue située en face des molaires et prémolaires inférieures, ainsi que des gencives de ces mêmes dents ; en cette région, le Koplik peut descendre très bas, jusqu'au fond de la gouttière vestibulaire, mais sans jamais empiéter sur la gencive.

Le Koplik peut exister dans une seule de ces trois régions, mais très fréquemment aussi dans deux d'entre elles ou dans toutes les trois. La localisation en face des molaires inférieures est généralement considérée comme la plus fréquente : nous n'avons pas eu, du moins d'une manière suffisamment nette, cette impression. Dans les cas où le Koplik est peu développé, il peut n'exister que sur une seule joue. Très développé au contraire, il peut recouvrir complètement toutes les deux.

Le plus souvent, dans ce dernier cas, il existe aussi sur les *lèvres*, mais alors exclusivement sur la muqueuse de leur face interne, jamais sur celle de leurs bords libres. Il est plus fréquent sur la lèvre inférieure que sur la supérieure.

Il est rare — si tant est que le cas se présente — de trouver du Koplik sur les lèvres sans qu'il en existe sur les joues. L'inverse est au contraire fréquent. D'une manière générale, d'ailleurs, la localisation sur les joues est beaucoup plus fréquente.

Il ne semble pas que le Koplik donne lieu à des *symptômes subjectifs* ; en tout cas, nous n'avons jamais rien noté de ce genre. Slawyk, le seul auteur qui ait envisagé la question, exprime la même opinion.

C. — Évolution morphologique du signe de Koplik.

Le signe de Koplik, comme l'exanthème morbilleux, a une évolution cyclique susceptible d'être envisagée à un double point de vue : morphologique et chronologique. Le point de vue chronologique devant être, plus loin, l'objet d'une étude détaillée, nous ne ferons ici que l'effleurer, pour insister presque exclusivement sur l'évolution morphologique.

Tout au début, les éléments-Koplik, généralement clair-semés, sont sertis d'une auréole très étroite et rosée, qui tranche peu sur la muqueuse encore normale et pâle de la joue. Leur point central, de très faible relief, opalin et translucide, parfois presque transparent, d'autres fois brillant, présente, nous l'avons dit, un aspect quelque peu vésiculaire. La teinte blanche est peu marquée, la nuance bleuâtre à peine ou nullement indiquée. On conçoit qu'à cette époque le signe soit délicat à observer. Comme il est encore plus appréciable par son relief que par sa coloration, c'est à jour frisant qu'on fera bien de le rechercher (Guérin). Mais il est un signe dont nous avons déjà parlé, et qui est susceptible de rendre à ce moment de signalés services : nous voulons parler du *dépoli de la muqueuse* qui, à l'époque d'apparition du Koplik, facilite grandement la reconnaissance, souvent alors délicate, de ce symptôme.

Le lendemain du jour où le Koplik a fait son apparition, l'aspect est déjà tout autre. Les éléments-Koplik ont augmenté de nombre. Sur la muqueuse, qui commence un peu à s'hyperhémier, ils se montrent entourés d'une auréole plus large et d'un rouge plus franc ; leur relief est plus appréciable ; ils sont maintenant bien opaques, et de la couleur blanc-bleuâtre que nous connaissons bien. Un jour de plus encore, et la surface jugo-labiale, sur laquelle les petites aréoles ont partiellement, conflué, se présente avec de grands placards rouges, encore séparés par des intervalles de muqueuse peu colorée, et parsemés d'un nombre invariable de petites saillies blanc-bleuâtre. Enfin la muqueuse tout entière prend une couleur rouge uniforme, que relèvent de leur couleur claire la multitude de petits points blancs qui la saupoudrent. Le signe de Koplik est alors à son acmé, et c'est à cette époque généralement que l'exanthème apparaît et s'étend. Désormais le signe va rapidement décroître. La teinte rouge s'atténue ; les points blancs s'effacent ; ils repassent par une phase où, plus que leur coloration, un imperceptible relief, joint à *l'aspect dépoli de la muqueuse*, les fait encore reconnaître. Enfin ils disparaissent tout à fait, cependant que la muqueuse des lèvres et des joues reprend sa couleur normale et son poli.

Nous avons pris comme exemple un Koplik de longue durée afin d'en mieux montrer, par le détail, l'évolution morphologique. Mais souvent le cycle parcouru est beaucoup plus rapide. Pour fixer les idées, nous dirons que les cas de Koplik dont nous avons pu observer l'évolution du premier jour au dernier, a oscillé entre 3 et 6 jours et qu'on en a cité exceptionnellement de 2 jours (1) [Rolly (183), Pacchioni], et à l'autre extrême, de 9 jours (Slawyk). On conçoit aisément que, dans les cas de courte durée, les phases que nous avons dé-

(1) Peut-être d'ailleurs certaines réserves seraient-elles à faire à ce sujet. Cf. (2e P., ch. II, A, 1).

taillées se succèdent beaucoup plus rapidement, et que là où nous parlions de jours, il faudrait parler d'heures. Ajoutons enfin que, d'une manière normale, la phase de déclin dure moins longtemps que celle d'augment. La disparition du signe peut présenter même une véritable *brusquerie* ; c'est ainsi que nous avons des observations où, à un jour donné, est inscrite la mention « Koplik intense », à laquelle fait suite, le lendemain même, celle-ci : « Koplik disparu ».

Au cours de l'évolution morphologique du signe de Koplik, quelques particularités importantes méritent d'attirer l'attention.

Tout d'abord, en ce qui concerne l'apparition du signe, nous avons admis que le point et l'aréole apparaissaient simultanément ; c'est l'opinion la plus commune. Nous avons vu pourtant, à un autre propos (p. 38), que certains auteurs étaient d'avis que c'étaient là deux manifestations absolument indépendante, ne coïncidant dans certains cas que par le fait d'un hasard. D'autres opinions ont encore été exposées. Mais il y a là matière à une discussion qui ne se trouvera mieux placée quand nous étudierons les différentes hypothèses émises sur la nature du signe de Koplik. Aussi ne ferons-nous que signaler cette question, sans, pour le moment, insister davantage.

Supposons donc l'élément-Koplik constitué et en voie de développement. Il est à ce moment un fait sur lequel on ne saurait trop insister : c'est qu'au cours de cette évolution, *l'élément-Koplik ne s'ulcère jamais.* [Slawyk, Loránd (152)]. De sorte que si, par exemple, une hésitation serait à la rigueur admissible entre ce signe et un petit aphte non ulcéré, elle ne le serait plus du moment où l'ulcération aurait eu lieu.

Puisque ce n'est pas par ulcération, comment disparaît donc le Koplik ? De la manière la plus simple. Les points blanc-bleuâtre, ramollis, peu adhérents, facilement détachables à cette époque par l'abaisse-langue ou le doigt, sont détergés par les sécrétions buccales [Koplik (137)], laissant une muqueuse qui ne tarde pas à reprendre son aspect poli et sa couleur rose pâle habituelle. Toutefois, assez souvent, l'emplacement de l'élément-Koplik disparu reste marqué par une *petite suffusion sanguine*. Celle-ci est tout à fait menue : on dirait d'une piqûre de la muqueuse par une fine pointe d'aiguille. D'abord rouge vif, puis brune, elle ne persiste guère plus d'un jour ou deux. Lorsque ces petites taches sanguines existent, elles sont d'habitude en très petit nombre. Zahorsky (234) leur accorde, en raison de leur origine même, une valeur diagnostique. C'est certainement aller trop loin, car s'il est vrai que, bien souvent, elles sont le dernier vestige d'un élément-Koplik, elles peuvent, d'autres fois, avoir une origine toute différente et ne posséder aucune valeur diagnostique. En voici deux exemples :

Observation I (personnelle). — Une fillette de 7 ans, ayant eu autrefois la rougeole, entre le 17 mars 1904 au pavillon de la scarlatine. Le 21 avril, complètement guérie, elle ne présente à l'examen de la bouche, systématiquement pratiqué, absolument rien de particulier. Le lendemain, 22 avril, ce même examen montre à la face interne d'une des joues un piqueté hémorragique d'une demi-douzaine d'éléments. Rien de spécial dans la suite.

Observation II (personnelle). — Un garçon de 14 ans, reçu le 26 janvier 1904 en chirurgie pour ostéomyélite, contracte la scarlatine et entre au pavillon spécial le 2 avril. Il n'a pas eu la rougeole. Sa bouche est examinée quotidiennement à partir du 13. Jusqu'au 24, rien à signaler. Le 25 avril, à la face interne de la joue droite, on observe un point blanc entouré d'une petite auréole rouge, et ne présentant pas d'ailleurs les caractères du Koplik. Le lendemain, le point blanc a disparu, remplacé par une tache hémorragique punctiforme, de couleur brunâtre. L'examen de la bouche fut continué quotidiennement jusqu'au 14 mai, sans que l'on trouvât ni Koplik ni quelqu'autre signe à noter, et le malade quitta le service, sans avoir contracté la rougeole dont avaient été atteints, à cette époque, plusieurs petits scarlatineux.

De même, mais plus souvent sur la muqueuse du voile du palais que sur celle de la joue, Feer a observé plusieurs fois ces petites hémorragies punctiformes dans la rubéole, soit pendant, soit même avant l'exanthème.

Ce n'est donc que d'une manière fréquente, mais nullement

constante, qu'il existe, entre les suffusions hémorragiques punctiformes de la muqueuse buccale et le signe de Koplik, une relation de cause à effet.

CHAPITRE II

RECHERCHE DU SIGNE DE KOPLIK.

Pour rechercher le signe de Koplik, il faut procéder à l'examen méthodique de la muqueuse jugo-labiale, tout en se mettant en garde contre certaines confusions possibles.

A. — Méthode d'examen de la muqueuse jugo-labiale.

La recherche du signe de Koplik présente des difficultés d'ordre très variable, suivant l'époque où elle est faite et les cas auxquels elle s'adresse. C'est au début et au stade de disparition qu'elle est le plus délicate ; au début, parce que les éléments sont petits, mal colorés, et généralement peu nombreux ; au stade de disparition, parce qu'ils sont devenus plus ou moins indistincts. A la période d'état enfin, elle est facile, sauf, peut-être, lorsque le Koplik est particulièrement discret.

Des conditions dans lesquelles se présente le Koplik découlent naturellement celles qui doivent présider à son examen :

1° Le signe de Koplik, formé d'éléments très menus et très délicatement nuancés, s'observe surtout sur les parties latérales, c'est-à-dire les moins faciles à mettre en lumière, de la cavité buccale. — D'où la nécessité d'un fort éclairage.

2° Le signe de Koplik est formé d'un nombre souvent restreint de très petits points blancs, disséminés sur cette vaste surface rose ou rouge (suivant l'époque de la maladie) qu'est la muqueuse jugo-labiale. — En conséquence, on ne devra pas employer de sources lumineuses, dans le rayonnement desquelles les radiations rouges et même jaunes soient en trop grande proportion.

3° Enfin le signe de Koplik siège souvent sur certaines régions de la muqueuse buccale, que leur application contre les arcades dentaires dissimule de prime abord au regard. — De là résulte la nécessité d'un examen méthodique, qui ne laisse inexploré aucun point de la muqueuse jugo-labiale.

Cela étant, voici de quelle manière on devra procéder à l'examen. Comme source d'éclairage, il n'en est pas de préférable au *grand jour* tombant directement d'une fenêtre. Surtout, qu'on n'aille pas s'embarrasser d'une lentille, comme le recommande Balme. Cela est totalement inutile. Par contre, si l'enfant, couché le dos à la fenêtre, se trouvait dans l'impossibilité absolue d'être retourné vers elle, peut-être pourrait-on se servir avec avantage, comme le recommande ce même auteur, d'un petit miroir à court foyer ; mais c'est là vraiment un cas tout à fait rare. Si l'on était dans l'obligation de recourir à l'éclairage artificiel, on devrait se servir soit d'une lampe électrique à incandescence, soit d'un bec Auer, au besoin en utilisant le miroir frontal et la lumière réfléchie [Castelli, Ross (185)]. Avec une lampe à huile ou à pétrole, il est à peu près impossible de voir quoi que ce soit.

Donc, toutes les fois que ce sera possible, l'enfant sera tourné le visage vers la fenêtre : directement pour l'examen des lèvres, la tête en rotation droite pour l'examen de la joue droite, en rotation gauche pour celui de la joue gauche. Le médecin se met face à l'enfant et le dos à la fenêtre, de manière que la lumière tombe directement par dessus son épaule sur la muqueuse du petit malade.

Cela fait, il y a deux manières d'examiner la muqueuse jugale, suivant que l'on s'aide simplement des doigts, ou que l'on a recours à l'abaisse-langue.

Avec les doigts, voici comment on procède : l'enfant ouvre grand la bouche. La joue est alors saisie entre l'index, côté muqueux, et le pouce, côté tégument (ou le contraire, peu importe). Le doigt interne accroche la commissure buccale et fait en sorte d'attirer la surface muqueuse en dehors, tandis que le doigt externe repousse la surface cutanée en dedans et un peu en avant ; le résultat de ces deux mouvements combinés est une éversion de la muqueuse jugale, qui apparaît, du moins dans sa partie moyenne, aux yeux de l'observateur. — Ce procédé du doigt est incommode ; il permet difficilement un examen complet ; enfin il est malpropre. On devra donc toujours lui préférer celui de l'abaisse-langue.

L'instrument employé sera un abaisse-langue proprement dit ou un simple manche de cuiller. L'enfant ayant la bouche grand ouverte, l'abaisse-langue, introduit au niveau d'une des commissures buccales, est immédiatement porté en haut et en arrière, à la partie la plus reculée de la gouttière vestibulaire supérieure. De ce point, il est ramené lentement en avant, tout en appuyant en dehors sur la muqueuse jugale, qu'il étale en quelque sorte, en même temps qu'il la sépare de l'arcade dentaire. Ainsi passe devant les yeux de l'observateur chaque point du tiers supérieur de la surface jugale. — Même manœuvre est alors répétée pour le tiers moyen, c'est-à-dire la partie de la joue qui répond à l'écartement des deux maxillaires ; l'examen est ici plus facile, l'éclairage étant meilleur. — Enfin, dans un troisième temps, l'abaisse-langue, porté à la partie la plus reculée de la gouttière vestibulaire inférieure, répète identiquement, à partir de ce point, la manœuvre du premier temps. Toute une joue est ainsi complètement examinée. On reporte l'abaisse-langue sur la muqueuse jugale de l'autre côté, et on l'inspecte méthodiquement de la même manière. Restent les lèvres : c'est très facilement qu'en appuyant sur le bord libre de la lèvre inférieure, puis de la lèvre supérieure, l'abaisse-langue parvient à les éverser. — L'inspection de la muqueuse jugo-labiale est terminée. Elle a été absolument complète. Longue à décrire, elle est, avec un peu d'habitude, très rapidement exécutée.

B. — Diagnostic du signe de Koplik.

Ce n'est pas tout que de savoir ou rechercher le signe de Koplik ; encore faut-il ne pas le laisser inaperçu ni le confondre avec d'autres formations plus ou moins semblables,

Ceci revient, en somme, à faire ce que l'on pourrait appeler son diagnostic positif et son diagnostic différentiel.

1. **Diagnostic positif du signe de Koplik.** — Il est diverses circonstances où le signe de Koplik risque de passer *inaperçu*. C'est d'abord *au début de son évolution*. Nous avons déjà dit que la faute en était au petit nombre des éléments, à leur relief insuffisant, à leur faible coloration. C'est donc à ce moment plus qu'à tout autre que l'éclairage doit être excellent et l'examen minutieux. Ces deux conditions ne manqueront pas d'être réalisées si l'on a quelque raison de soupçonner la rougeole ; mais, dans le cas contraire, si l'examen de la bouche est pratiqué, par exemple, chez un enfant paraissant atteint d'une autre maladie, et dont on examine simplement la muqueuse jugo-labiale par esprit de système, on sera tenté, après une inspection rapide et un peu superficielle de cette muqueuse, de rejeter le diagnostic de rougeole. Cependant il est un signe qui aura pu, à cette époque, attirer l'attention mieux que le Koplik, c'est le *dépoli de la muqueuse*. L'observe-t-on ? Que l'on recommence alors à examiner, mais avec une plus grande attention cette fois, la muqueuse jugo-labiale : on ne tardera pas à trouver un, deux, plusieurs éléments-Koplik, très discrets, qui avaient échappé la première fois au regard, et qui, souvent, ne se verront bien qu'à jour frisant.

Le Koplik *en voie de disparition* est susceptible aussi de passer inaperçu, moins facilement d'ailleurs qu'au début, et pour plusieurs raisons : les éléments, il est vrai, en sont peut-être encore plus indistincts à cette époque, mais ils sont aussi plus nombreux ; la muqueuse, au début, avait encore sa couleur normale ; elle a maintenant une couleur rouge qui attire l'attention ; peut-être aussi présente-t-elle quelques suffusions hémorragiques punctiformes, et cela est un bon signe de présomption ; enfin, comme tout à l'heure, elle est manifestement *dépolie*. Ajoutons d'ailleurs qu'à cette époque, la reconnaissance du Koplik est beaucoup moins importante qu'à sa période d'apparition, parce que, généralement, il existe alors, pous faire le diagnostic de rougeole, non seulement la plupart des signes catarrhaux de la période d'invasion, mais encore l'éruption elle-même.

Le signe de Koplik peut échapper aux regards dans d'autres circonstances encore : c'est ainsi que Schmid considère sa *coexistence avec le muguet* comme de nature à rendre sa reconnaissance difficile et quelquefois impossible, même pour un observateur expérimenté. Il ne faudrait d'ailleurs pas généraliser et croire que cette difficulté de reconnaître le Koplik existe toutes les fois que ce signe *coexiste avec d'autres manifestations* de la muqueuse jugo-labiale. Pospischill, par exemple, qui l'a vu coïncider avec des aphtes, des bulles de varicelle, etc., ne mentionne aucune difficulté de diagnostic, et insiste sur ce fait que le Koplik, contrairement à de telles manifestations, ne s'ulcère jamais.

D'autre part, ce signe, lorsqu'il se développe « *sur une muqueuse buccale mal soignée*, endommagée par des dents cariées » ou par la dentition » (Schmid), peut, dans certains cas encore, être d'un diagnostic délicat. C'est une opinion partagée d'ailleurs par Koplik (135) lui-même, qui écrit : « Il est généralement admis que chez des enfants cachectiques, dont la muqueuse buccale a été le sujet de traumatismes prolongés, le diagnostic de « taches de Koplik » peut, quelquefois, présenter des difficultés ».

2. **Diagnostic différentiel du signe de Koplik.** — L'erreur qui consiste à confondre le signe de Koplik avec des manifestations buccales susceptibles de le simuler de plus ou moins loin, peut naturellement être faite dans deux sens opposés, suivant qu'on qualifie d'aphtes, de muguet, etc., un Koplik authentique, ou qu'on commette l'erreur inverse. La première est la plus grave puisqu'elle retarde l'isolement d'un malade éminemment contagieux. La deuxième a d'habitude moins d'importance; elle est intéressante cependant, en ce que c'est, sans doute, pour l'avoir commise, que quelques auteurs déclarent avoir rencontré le Koplik dans d'autres maladies que la rougeole. Les caractères différentiels que nous allons donner

permettront facilement d'éviter l'une et l'autre confusions.

Le Koplik (ou du moins sa partie centrale) ayant été décrit tantôt comme un point saillant, tantôt comme une vésicule, il est naturel que nous ayons à citer, comme manifestations susceptibles de lui ressembler quelque peu, d'une part certaines variétés d'éléments punctiformes, faisant une légère saillie à la surface de la muqueuse jugo-labiale, d'autre part diverses petites formations vésiculaires.

En tête du *premier groupe — petits éléments punctiformes et légèrement saillants* — on peut citer le *muguet à son début*. Celui-ci se présente alors, comme on sait, sous forme de tout petits grains, de menues touffes blanches isolées. Mais le diagnostic est bien facile : une phase de stomatite catarrhale à précédé l'apparition de la mycose ; celle-ci a presque toujours commencé par la langue et y forme déjà de petites taches typiques, quand elle commence seulement à apparaître sur les joues. Elle peut s'observer aussi sur le voile et sur les gencives, où l'on n'observe pas le Koplik. Les petites touffes, plus grandes, plus épaisses que le Koplik, sont d'un blanc tout à fait franc, opaque, neigeux et nullement teinté de bleu. La muqueuse sur laquelle elles reposent est diffusément rouge, mais elles ne possèdent pas d'aréole de cette couleur. Plus tard elles jaunissent, puis brunissent au contact de l'air. Leur adhérence aux joues et aux lèvres est faible ; un léger frottement suffit à les détacher, sans qu'il en résulte, sauf cas de friction trop énergique, d'exulcération de la muqueuse. Elles se reproduisent d'ailleurs facilement, et, si on les laisse se développer, confluent et forment des plaques étalées absolument caractéristiques, qui n'ont plus rien d'un Koplik discret ; elles peuvent par contre présenter une certaine ressemblance avec un Koplik très intense, recouvrant toute la surface des joues et des lèvres. Concetti cite un cas où il fut appelé à rectifier une telle erreur de diagnostic. Celle-ci sera toujours évitée si l'on se rappelle que les éléments-Koplik n'entrent jamais en coalescence. En dernier ressort, l'examen microscopique, décelant l'*oïdium albicans*) lèverait tous les doutes. Mais, en pratique, l'hésitation ne va jamais jusque là (1).

On ne confondra pas le Koplik avec de *petits caillots de lait*. Leurs dimensions plus grandes, l'absence d'aréole rose, la facilité avec laquelle les détache le plus léger frottement de l'abaisse-langue, suffisent à les faire reconnaître.

Une des erreurs les plus fréquentes, alors qu'elle est certainement l'une des plus faciles à éviter, est celle qui consiste à confondre le Koplik avec la *stomatite érythémato-pultacée de Comby*. Nous avons assez insisté sur ce point pour n'y plus revenir (p. 44 et 46). Rappelons seulement que si l'on se souvenait que jamais les éléments-Koplik n'entrent en coalescence et que jamais ils ne siègent sur les gencives, cette erreur pourrait toujours être évitée.

Les formations étudiées jusqu'ici étaient de couleur blanche. Or il existe souvent aussi sur la muqueuse buccale de petits points jaunes qui ont parfois été pris pour du Koplik. Caiger (43 les considère même comme les seuls éléments à propos desquels la possibilité d'une confusion avec ce signe puisse être raisonnablement envisagée. Leur existence est attribuée par von Bonsdorff « au gonflement et à la rétention de secrétion à l'intérieur de petites glandules muqueuses ». Tantôt uniques, tantôt en très petit nombre, ils siègent le plus souvent à la partie inféro-postérieure de la muqueuse jugale, au voisinage du tiers postérieur de la gouttière jugo-gingivale inférieure. Leur diagnostic différentiel repose sur les données suivantes : leur diamètre est un peu supérieur à celui du Koplik, ils sont d'un jaune plus ou moins franc, quelquefois seulement blanc-jaunâtre, dépourvus d'aréole rose, situés au-dessous de l'épithélium qui leur forme un revêtement brillant, et font (quoiqu'en dise Balme) une très légère saillie. Il est *absolument impossible de les enlever par frottement*. Enfin, caractère essentiel, leur existence n'est pas éphémère, comme celle du Koplik et des autres manifestations buccales que nous étudions

(1) Pour ce qui concerne la coexistence du muguet avec le Koplik, cf. ci-dessus, p. 59.

ici ; elle est au contraire *durable* ; Caiger (43) croit même à une origine congénitale. Nous ne pouvons nous prononcer sur ce point ; tout ce que nous pouvons dire, c'est que, dans les quelques cas où nous avons observé ces formations, qui ne sont pas très rares, leur présence a été constatée du premier au dernier jour du séjour de l'enfant à l'hôpital, sans qu'elles aient subi dans leur aspect la moindre modification.

Il semble bien que ces points jaunâtres soient identiques aux formations décrites par Koplik (132) sous le nom de « *perles épithéliales de la muqueuse buccale et labiale* ». Koplik (132), Hirsh (116) et Sobel (200) les ont vues faire commettre à quelques-uns de leurs collègues, à des assistants ou à des étudiants, des erreurs de diagnostic. Il suffit d'ailleurs que l'attention soit attirée une fois sur l'existence de ces formations que l'on pourrait presque qualifier de normales, pour qu'on ne retombe plus dans la même faute.

Telles sont les principales manifestations non vésiculeuses de la muqueuse buccale qu'on devra prendre garde de confondre avec le signe du Koplik (1).

Le *second groupe* de manifestations buccales susceptibles de présenter quelques ressemblance avec ce symptôme comprend un certain nombre de productions *vésiculaires*.

---

(1) Pour être complet, ajoutons que Libman (116), dans un cas de purpura-rhumatoïde et un autre de syphilis secondaire, a pu voir « sur la muqueuse » des joues, des *taches* ressemblant à la partie centrale blanchâtre des taches mor» billeuses, mais qu'elles pouvaient être facilement distinguées par leurs grandes » dimensions et par l'absence de la zone de congestion périphérique »; que Feer a été embarrassé par de *petits points* intramuqueux, non auréolés, et longtemps invariables comme les points jaunâtres dont nous avons parlé, mais par contre blanchâtres, et *plus petits encore et plus difficiles à voir que le Koplik* ; que Benitez recommande de ne pas confondre le Koplik avec « *l'érythème muqueux parsemé de points blanchâtres* qui se présente durant la période de l'éruption » (?) ; que Balme enfin recommande de ne pas confondre et que Caiger (43) a vu confondre *l'ouverture du canal de Sténon* avec le signe de Koplik.

Enfin nous-même avons observé quelquefois, sur la muqueuse jugale, de petits points blancs entourés d'une aréole rose, qui n'étaient pas du Koplik et sur la nature desquels nous ne saurions nous prononcer. Ils sont d'ailleurs assez faciles à reconnaître étant plus gros que le Koplik, moins opalescents et d'apparence plus crémeuse. Ils ne durent guère plus de 24 heures et peuvent laisser après eux une petite suffusion hémorragique punctiforme de la muqueuse. Cf. à ce sujet les observations rapportées, p. 54 (obs. II), et p. 82.

En première ligne doivent être cités les *aphtes*, particulièrement fréquents chez l'enfant dans la rougeole (Bohn, von Jürgensen). Ils débutent, quelquefois avec un léger mouvement fébrile, par une tache légèrement surélevée, au centre de laquelle apparaît un peu plus tard une petite vésicule. Leurs dimensions sont plus grandes que celles du Koplik, leur teinte est plus jaunâtre [Koplik (130, 131, 132)], il en existe le plus souvent de semblables à la langue, et surtout enfin, ils s'ulcèrent, ce que ne fait jamais le Koplik. A fortiori sera-t-il facile d'éviter une confusion entre cette petite ulcération elle-même, que tapisse un enduit gris-jaunâtre, et le Koplik (Balme).

Il n'y a vraiment pas lieu de s'arrêter à la possibilité d'une erreur causée par l'existence de bulles de *varicelle* ou de vésico-pustules de *variole* (Guérin, Pospischill), non plus qu'à l'aspect résultant de la réflexion de la lumière sur de menues bulles d'air (Goodall); d'autre part, à l'inverse de ce qui se passe dans ce dernier cas, du Koplik vrai pourrait être méconnu à cause de *l'aspect brillant que lui donne un peu de salive*; il suffirait alors de l'essuyer légèrement avec de l'ouate, pour faire disparaître ce reflet trompeur [Loránd (152)]. Mais il est un point plus important à faire ressortir : nous voulons parler du relief que dessinent sur la muqueuse labiale, renversée en dehors pour être examinée, les petites *glandules muqueuses normales* de cette région ; elles y forment « de petites nodosités bleuâtres, » d'autant plus distinctes que, dans le stade fébrile, la muqueuse » est injectée et rougie » (Fels). Il faut bien se garder de les prendre pour du Koplik.

Nous en avons fini maintenant avec le diagnostic différentiel du signe de Koplik, et nous voyons qu'il se réduit en somme à fort peu de chose : muguet, caillots de lait, « perles épithéliales » et aphtes ; encore les trois premiers diagnostics sont-ils tellement simples, qu'à tout prendre, l'aphte de très petites dimensions et qui ne s'est pas encore ulcéré reste la seule formation buccale susceptible de donner lieu parfois à quelque hésitation.

En résumé : Ayez un bon éclairage, examinez avec méthode la totalité de la surface jugo-labiale, ne reconnaissez comme Koplik que les menus points blanc-bleuâtre, adhérents et légèrement saillants, — refusez au contraire de considérer comme tel les formations de plus de 1 millimètre de diamètre, celles qui sont teintées de jaune, celles qu'un léger attouchement suffit à détacher, celles qui ont tendance à la coalescence ou à l'ulcération, et vous constaterez combien, en somme, le Koplik est simple à observer, et qu'il suffit de l'avoir bien vu une ou deux fois, pour toujours, dorénavant, le reconnaître.

CHAPITRE III

NATURE DU SIGNE DE KOPLIK

Au terme de l'étude descriptive du signe de Koplik, il serait intéressant d'en discuter la nature. Est-ce un phénomène catarrhal ou éruptif ? et quels sont ses rapports avec les autres manifestations, énanthématiques et exanthématiques de la rougeole ? Il faut le reconnaître, nous ne sommes pas en état de répondre, sinon à la première, du moins à la seconde de ces questions, et cela pour deux raisons : l'une, que nous n'avons pas d'examen histologique suffisant ; l'autre, que nous ne sommes pas fixé sur l'ordre d'apparition de la tache rose et de la petite papule blanc-bleuâtre qui en occupe le centre.

Sur le premier point, nous avons montré plus haut (p. 36), que cette insuffisance des examens histologiques était bien réelle. Nous verrons tout à l'heure l'importance de ce fait dans la question qui nous occupe.

Sur le second point, il nous faut d'abord mettre en évidence la diversité des opinions émises. Celles-ci sont au nombre de quatre :

1° L'aréole et le point apparaissent simultanément (Koplik, Bielski).

2° L'aréole apparaît avant le point [Balme, Rüdel, Zahorsky (234)].

3° Le point apparaît (du moins dans un certain nombre de cas) avant la tache [Falkener (73)].

4° Point et aréole sont deux formations absolument indépendantes : il peut exister des points sans aréole et des aréoles sans point ; la coïncidence d'un point avec une aréole, pour être fréquente, n'en est pas moins purement fortuite ; le point est même parfois en position excentrique par rapport à l'aréole. Dans le temps, c'est tantôt l'aréole qui précède le point, tantôt le point qui devance l'aréole [Caiger (43), Cohn, Loránd (152), Pospischill].

En d'autres termes, toutes les opinions qu'il était a priori possible d'émettre l'ont été effectivement. Dans ces conditions, la question intéressante est de savoir comment, dans ces différentes hypothèses, l'on a cherché à expliquer la nature du Koplik. Reprenons rapidement, dans ce but, chacune d'elles.

1° *L'aréole et le point apparaissent simultanément* (Koplik, Bielski). — Koplik n'exprime nulle part son opinion sur la nature propre du signe qu'il décrit.

Par contre, Bielski identifie le Koplik à l'éruption cutanée, dont il ne différerait que par sa précocité, et émet à ce sujet une théorie intéressante. Deux caractères semblent, en effet, s'opposer à un tel rapprochement : l'extrême petitesse du Koplik, et l'existence même du point central. — Or la *petitesse* du Koplik s'explique parce qu'elle est une lésion *élémentaire* de la muqueuse ; au contraire, la tache, relativement grande, que nous sommes habitués à voir sur la peau n'est qu'une lésion *secondaire* ; la lésion primitive, *élémentaire*, de la peau est elle aussi, comme on sait, une toute petite tache presque punctiforme ; c'est la réunion, la confluence de plusieurs de ces petites taches voisines, et non l'accroissement excentrique d'une seule d'entre elles, qui donne lieu à la formation de la grande tache classique. Ne voit-on pas, de même, les aréoles roses des éléments-Koplik confluer et former des macules plus grandes ? Cette tache élémentaire, presque punctiforme de la peau, n'est d'ailleurs pas une simple vue de l'esprit ; il est facile de s'assurer qu'il en existe un très grand nombre, répandues dans les intervalles que laissent entre elles les grandes. — L'individualité plus nette que semble posséder la tache de la muqueuse tient simplement à ce qu'elle est centrée d'un *point blanc-bleuâtre*. Or ce point n'est autre chose que de l'épithélium desquamé de la muqueuse, analogue à l'épiderme desquamé de la peau. La différence porte seulement sur ce fait que la desquamation, tardive sur la peau, est, sur la muqueuse, contemporaine de la formation même de la tache Il intervient ici une question de tissu et surtout une question de milieu, qui fait que l'épithélium plus délicat de la muqueuse subit en outre une macération et se transforme en un amas friable de cellules, que sa couleur blanche distingue nettement du reste de la muqueuse (1).

2° *L'aréole apparaît avant le point* [Balme, Rüdel, Zahorsky (234)]. Balme ne tire de là aucune conclusion sur la nature du Koplik. — Pour Rüdel et Zahorsky, l'aréole rose n'est autre chose que l'énanthème morbilleux banal des joues ; le point blanc-bleuâtre en représente la desquamation. Seul pathognomonique, d'après Zahorsky, il serait d'après Rüdel, susceptible de faire défaut, et de valeur diagnostique moindre que la tache.

3° *Le point peut, dans certains cas, apparaître après la tache.* [Falkener (73)].Falkener ne semble pas tirer de là aucune conclusion relativement à la nature du Koplik, et se contente d'insister sur la difficulté de reconnaître le signe avant l'apparition de l'aréole. Il décrit l'élément-Koplik comme une fine papille, hyperhémiée et légèrement tuméfiée, au sommet de laquelle l'épithélium est devenu pulpeux et a blanchi.

4° *Le point et l'aréole sont deux formations absolument indépendantes* [Caiger (43), Cohn, Loránd (152), Pospischill]. Pour

(1) Biss ne croit pas que le Koplik soit l'homologue de l'éruption cutanée : il est beaucoup plus précoce, présente des rapports définis aves certaines conditions de structure des tissus et reconnaît d'autres raisons, savoir notamment : la nécrose de l'épithélium, consécutive à l'usure de la muqueuse par le frottement des dents.

Caiger (43), l'aréole rose se confond avec l'énanthème morbilleux banal : quant au point blanc, il est une manifestation tout à fait indépendante, sur la nature de laquelle Caiger ne se prononce d'ailleurs pas.

Cohn insiste sur ce que l'indépendance réciproque de la tache et du point porte sur l'origine même de ces deux formations. La tache rouge n'est autre chose que l'énanthème morbilleux banal : c'est un élément *éruptif* ; le point blanc résulte de la desquamation de l'épithélium : c'est un phénomène *catarrhal*. L'un ou l'autre, pris isolément, est pathognomonique de la rougeole ; la supériorité diagnostique du point résulte uniquement de sa fréquence beaucoup plus grande, et de ce fait qu'on le rencontre même sur une muqueuse également et diffusément rougie. Ce n'est que lorsque les deux états, catarrhal et éruptif, apparaissent en même temps et à la même place, que se trouve réalisée la description des auteurs : point blanc-bleuâtre sur aréole rouge. Il s'agit alors d'un « processus mixte ».

Loránd (152) accepte la manière de voir de Cohn.

Pospischill identifie l'aréole rose à l'énanthème, sans se prononcer sur la nature de ce qu'il appelle « la vésicule » de Koplik. Il dit simplement que celle-ci n'est nullement la conséquence de l'énanthème, bien qu'il soit possible que ces deux manifestations représentent deux effets d'une même cause.

En résumé, on est à peu près d'accord pour considérer la tache rouge comme un élément éruptif et le point blanc comme un phénomène de desquamation. Mais cette entente relative cesse quand il s'agit d'établir les homologies. La tache rouge est-elle identique à l'énanthème morbilleux banal, assimilable par conséquent à la tache cutanée, ou constitue-t-elle une variété spéciale d'énanthème (1) ? Le point blanc est-il la

(1) Aux opinions rapportées ci-dessus, il faut ajouter brièvement les suivantes : Manasse (156), Valagussa, Vucetic séparent complètement le Koplik de l'énanthème morbilleux banal, mais ne se prononcent pas sur sa nature. Guérin l'attribue à une manifestation spéciale du germe morbilleux sur la muqueuse buccale au même titre que l'énanthème. Roger le considère aussi comme un énanthème et non comme une inflammation. D'après Cotter, il représente une tentative de la nature pour se débarrasser du poison morbilleux.

desquamation de cet énanthème spécial, celle de l'énanthème banal, ou rien autre qu'un simple phénomène catarrhal susceptible de se produire même en dehors de toute éruption d'aréoles rouges sur la muqueuse (1) ?

Comment répondrait-on à ces questions, puisque l'on ne sait même pas dans quel ordre apparaissent les deux éléments du phénomène à interpréter, aréole et point ? Quand il s'agit de l'exanthème, on sait que la tache précède toujours la desquamation et que celle-ci se produit toujours sur l'emplacement de la tache. Rien de cette certitude pour l'énanthème. Personnellement, dans les quelques cas où nous avons pu assister à l'apparition du Koplik, que nous guettions quotidiennement, nous n'avons jamais vu la tache précéder le point et l'apparition simultanée de ces deux aspects nous a paru la règle. Mais les faits que nous possédons sont trop peu nombreux pour autoriser une conclusion, et d'ailleurs d'autres observateurs semblent avoir nettement constaté des cas différents. — Si d'autre part nous envisageons le Koplik non plus à son apparition, mais à sa période d'état, nous retrouvons la même divergence de vues relativement à la constance ou à l'inconstance de l'aréole. — Si bien qu'en fin de compte, nous sommes obligés de conclure que les renseignements fournis par la clinique, pour importants qu'ils soient, ne nous permettent pas de nous prononcer d'une manière définitive sur la nature du Koplik.

---

(1) Deux autres opinions, l'une et l'autre inadmissibles ont été proposées :

a) Bacaloglu, Gillet (96), et surtout Guinon (103, 106) rapprochent le Koplik du Comby. Nous avons trop insisté à plusieurs reprises sur cette confusion pour y revenir ici. (Cf. pp. 44, 46, 61).

b) Pour Widowitz, le Koplik ne serait autre chose qu'une vésicule de Flindt rompue ; partiellement séparée de son sol nourricier, elle se nécroserait et formerait le point « gris-blanc ». — Nous ferons remarquer que jamais personne n'a suivi les deux phases de ce processus : vésicule de Flindt, point de Koplik ; pas même Widowitz, qui reconnaît émettre une simple hypothèse. De plus le processus de nécrose indiqué est bien bizarre : quand une vésicule, en effet, se rompt dans la bouche, il est habituel de la voir laisser une ulcération, qui, avant de se cicatriser, se recouvre d'un enduit pultacé ou pseudo-membraneux (aphtes, herpès, varicelle, variole, etc.).

Resteraient les données du microscope. Or nous avons dit combien les recherches de ce côté avaient été jusqu'ici insuffisantes (p. 36), que l'on s'était contenté d'examens, de frottis de points blancs, où il eût fallu des coupes portant sur tout l'élément, c'est-à-dire comprenant l'aréole rouge de la muqueuse. Ajoutons qu'au cas où l'on se déciderait un jour à une biopsie, c'est surtout du Koplik jeune qu'il serait intéressant de prélever, du Koplik dont le point central présente encore cet aspect translucide du début, qui se distingue si bien de l'opacité acquise un peu plus tard. En possession des renseignements fournis par cet examen, la comparaison serait facile avec les lésions histologiques de la peau, aujourd'hui bien connues, et la question de la nature du Koplik pourrait très vraisemblablement être tranchée.

Cependant, puisque tant d'hypothèses ont été émises, qu'il nous soit permis d'en proposer une à notre tour. Mais il nous faut auparavant rappeler brièvement ce que l'on sait de l'histologie des lésions cutanées.

Dans les papilles dermiques, rien d'autre à signaler que de la congestion des vaisseaux, de l'infiltration leucocytique périvasculaire, et de légers exsudats dans le tissu des papilles. Mais la lésion intéressante, celle qui sert de travail préparatoire à la desquamation, siège dans l'épiderme où elle a été bien étudiée par Catrin (1). Il s'agit, en résumé, d'un processus de nécrose par coagulation, qui atteint, isolément ou en groupe, les cellules malpighiennes. Autour du noyau se forment des globes colloïdes et transparents, qui distendent la cellule et la font éclater, si bien que, par leur réunion de cellule à cellule, ces petites masses colloïdes, auxquelles se joignent quelques globules blancs et des filaments de fibrine, finissent par former, en plein corps muqueux, *des lignes de nécrose par coagulation*. Mais ce qu'il y a de plus intéressant, c'est que parfois l'amas de tissu dégénéré est tel qu'il se forme non pas une vésicule à contenu liquide, mais une petite

(1) Arch. de Méd. expérim., 1891, p. 197.

phlyctène à *contenu demi-solide*, entourée d'une infiltration de leucocytes, dont l'abondance contribue puissamment à écailler les cellules épidermiques.

Dès lors supposons un instant, par pure hypothèse, c'est entendu, que les lésions de la muqueuse soient identiques à celles de la peau. Tout devient facile à expliquer. Les taches roses, qu'elles possèdent ou non un point blanc central, qu'elles constituent, en d'autres termes, l'énanthème banal, ou qu'elles appartiennent au signe de Koplik, ont toutes la même valeur : ce sont des zones de congestion vasculaire, accompagnées sans doute d'infiltration leucocytaire, analogues aux lésions étudiées par Coyne (2) dans la muqueuse du larynx ; elles reproduisent, dans le chorion muqueux, les altérations causées par le poison morbilleux dans le derme cutané.

Au niveau de ces taches, l'épithélium va desquamer. Le processus préparatoire de nécrose par coagulation, comme sur la peau, va se manifester par la formation de petites phlyctènes, dont le contenu demi-solide, s'il est identique sur la muqueuse à ce que Catrin a observé sur le tégument cutané, va être une sorte de magma, constitué par les éléments dégénérés des cellules épithéliales, quelques globules blancs et des filaments de fibrine. Or ne reconnaît-on pas dans cette description le point blanc du Koplik tel que le montrent ses préparations (Cf. p. 35) ? Mais là ne s'arrête pas l'analogie. Le Koplik jeune est translucide, presque transparent : n'en est-il pas ainsi des amas colloïdes de dégénérescence des cellules épithéliales ? Plus tard le Koplik devient opaque, blanc-bleuâtre et friable : mais la macération, due aux sécrétions buccales, n'explique-t-elle pas ce changement d'aspect ?

On objectera encore : si toutes les taches rouges de la muqueuse buccale ont la même valeur, comment expliquer que les unes desquament et constituent le Koplik, que les autres ne desquament pas et forment l'énanthème morbilleux depuis longtemps connu ? Nous répondrons que ce manque de

---

(1) Th. Paris, 1874.

desquamation n'est qu'apparent, qu'en fait c'est la muqueuse tout entière qui desquame et que c'est de là que provient son aspect *dépoli* sur lequel nous avons longuement insisté (pp. 39-42). Mais tandis que cet aspect provient d'une desquamation uniforme, ici, comme sur la peau, la dégénérescence de l'épithélium se montre, pour une raison inconnue, plus active en certains points, et c'est là que se forment les éléments-Koplik (1).

Enfin, lorsqu'un point de Koplik n'est pas auréolé de rouge, on peut supposer qu'il existait primitivement une très petite macule, mais qu'en se développant le point de Koplik en a recouvert toute la surface. C'est ainsi qu'il n'est pas rare de voir une bulle de varicelle dépasser, en se développant, les limites de la tache qui lui a donné naissance, et paraître, dépourvue de tout liseré rouge, reposer sur la peau saine.

Resterait à expliquer pourquoi l'énanthème, ayant une extension beaucoup plus grande que le Koplik et existant en particulier sur la muqueuse palatine, les petits points blanc-bleuâtre se manifestent seulement sur la muqueuse jugo-labiale. Ici l'on ne peut s'empêcher de remarquer que cette muqueuse répond sur son étendue aux deux arcades dentaires, qu'à la partie toute postérieure de la surface jugale, en face de laquelle il n'y a plus de dents, le Koplik est rare ; qu'il présente au contraire son maximum de fréquence au niveau de deux gouttières vestibulaires supérieure et inférieure, et, plus spécialement, dans la partie de ces gouttières qui correspond aux molaires. Or ces régions sont celles qui pendant la mastication sont le plus exposées aux frottements, celles aussi où stagnent le plus volontiers les débris alimentaires. On est donc en droit de supposer que des traumatismes répétés favorisent en ces points une localisation plus intense du poison morbil-

(1) Voyez, en effet, ce que dit Catrin de la desquamation de la peau dont les parties altérées « desquameront par furfurs imperceptibles là où il n'y aura pas de phlyctènes, et par lambeaux plus larges, là où les phlyctènes se seront produites », ce dernier mode de desquamation « devenant... prépondérant dans les formes boutonneuses, répondant... au cas où les phlyctènes sont abondantes ». (Catrin, *loc. cit.*).

leux, partant une altération plus profonde de l'épithélium, qui trouvera là des conditions de macération tout à fait favorables. — Peut-être, en outre, faut-il faire intervenir, pour expliquer la localisation si bien déterminée du Koplik, une question de structure des tissus.

Pour nous résumer, le Koplik serait, par sa nature, identique à l'énanthème morbilleux banal. Au point de vue morphologique, il en diffère considérablement par sa situation exclusive sur la muqueuse jugo-labiale et par l'aspect spécial qu'y revêt la desquamation de l'épithélium. C'est sous cette forme, décrite par Koplik, et sous cette forme seulement, que l'énanthème morbilleux est pathognomonique de la rougeole.

Répétons encore que la discussion par laquelle nous avons cherché à montrer l'identité originelle du Koplik et de l'énanthème morbilleux, puis à expliquer l'apparition consécutive de caractères différentiels, repose sur une simple hypothèse : celle de l'identité des lésions histologiques produites par le poison morbilleux sur la peau et les muqueuses. On accordera que nos connaissances actuelles sur les réactions comparées de ces deux tissus au cours des fièvres éruptives, donne à cette hypothèse quelque vraisemblance.

DEUXIÈME PARTIE

LES PROPRIÉTÉS DU SIGNE DE KOPLIK SUR LESQUELLES REPOSENT SES APPLICATIONS CLINIQUES

Le signe de Koplik est utilisé en clinique pour le diagnostic positif et différentiel de la rougeole ; nous aurons donc d'avoir à préciser la valeur qu'il convient d'accorder *à sa présence et à son absence*. Il est utilisé d'autre part pour le diagnostic précoce et la prophylaxie de cette même affection ; aussi devons-nous, avant de l'appliquer à cet objet, être exactement renseigné sur son degré de *précocité*.

CHAPITRE PREMIER.

VALEUR DIAGNOSTIQUE DE LA PRÉSENCE ET DE L'ABSENCE DU SIGNE DE KOPLIK.

Presque tous les auteurs qui se sont occupés du signe de Koplik s'accordent à reconnaître à la *présence* de ce symptôme une valeur absolue dans le diagnostic positif de la rougeole ; mais l'entente ne se fait plus aussi bien quand il s'agit de décider si une valeur diagnostique *négative* aussi grande doit être attribuée à son *absence*. C'est ce double aspect du problème que nous allons étudier.

A. — La présence du signe du Koplik est pathognomonique de la rougeole.

Envisagé sous son premier aspect, le problème a reçu une solution que l'on a tout lieu de considérer comme définitive et qui peut s'exprimer ainsi : *La présence du signe de Koplik est pathognomonique de la rougeole*. En d'autres termes, toutes les fois que l'examen de la muqueuse jugo-labiale révèle l'existence, si discrète soit-elle, du signe de Koplik, on a le droit, on a le devoir de poser catégoriquement le diagnostic de rougeole, et de prendre toutes les mesures thérapeutiques et surtout prophylactiques qu'entraîne un tel diagnostic. Cette opinion, *entièrement indépendante de l'idée qu'on peut se faire de la fréquence plus ou moins grande du Koplik dans la rougeole*, est aujourd'hui presque unanimement acceptée. Citer seulement tous les observateurs qui s'y sont rangés nous entraînerait à reproduire ici presque toute la bibliographie qui termine ce travail. Aussi bien y a-t-il mieux à faire.

Des faits ont été publiés — d'ailleurs peu nombreux — sur lesquels quelques auteurs ont cru pouvoir s'appuyer pour dénier au signe de Koplik son caractère pathognomonique. Ce sont ces faits qu'il nous faut examiner en détail et discuter, en recherchant s'ils sont de nature à justifier les conclusions défavorables au signe de Koplik qu'on en a voulu tirer. On peut les diviser en deux groupes, suivant qu'au diagnostic de rougeole manque la consécration de l'éruption ou qu'une affection tout autre que morbilleuse ait été signalée à la suite du Koplik.

1° Examen critique des cas de Koplik non suivis d'éruption morbilleuse. — Le signe de Koplik a été plusieurs fois observé dans des cas de *morbilli sine morbillis* [Balme, Falkener(73), Maroney, etc.]. De tels faits ne peuvent que mieux encore mettre en relief son importance diagnostique, qui est susceptible de se doubler, en ces circonstances, d'une haute valeur prophylactique. Nous reprendrons cette question avec plus de détails, en étudiant les applications du Koplik au diagnostic positif de la rougeole (Cf. 3e P., Ch. I, B, 3).

Dans d'autres cas, c'est une *circonstance purement accidentelle* qui empêche le médecin, après avoir reconnu le Koplik, d'être mis à même de confirmer son diagnostic de rougeole par la vue de l'éruption. C'est ainsi que, dans les consultations 'hôpitaux, il arrive de temps à autre qu'un enfant se présente avec du signe de Koplik, et que sa mère, avertie qu'il s'agit de rougeole, refuse de le laisser, et le fait soigner chez elle par un médecin de la ville. — Dans d'autres cas, la mort peut survenir avant que l'éruption soit sortie. Loránd (152) cite un cas de ce genre : il s'agissait d'un garçon de treize mois, de faible constitution : l'examen, fait le 31 mai, révéla l'existence d'une pneumonie, de symptômes catarrhaux médiocrement développés et du signe de Koplik ; mais l'enfant mourait le 2 juin, avant que l'éruption morbilleuse n'eût apparu.

Enfin quelques rares auteurs (nous en avons compté exactement quatre) déclarent avoir constaté le signe de Koplik, sans que rien permît de reconnaître, dans la suite, l'existence d'une rougeole. Or l'un d'eux, *Cameron*, se retranche derrière son expérience insuffisante pour ne donner ses faits que sous réserves. — Deux autres, *Ker* et *Manasse*, écrivent chacun, dans un premier article, avoir observé des cas de Koplik non suivis de rougeole, alors que, dans une publication ultérieure — sans nul doute par suite d'une plus longue expérience — ils proclament de la manière la plus affirmative la valeur diagnostique de ce symptôme, et passent complètement sous silence les faits auxquels ils avaient précédemment fait allusion. — Enfin un dernier auteur, *Freeman*, déclare que « dans quelques cas où les taches » étaient présentes, l'éruption morbilleuse ne s'est pas dévelop- » pée ». On conçoit l'impossibilité de se faire une opinion d'après ces quelques mots, qui n'excluent ni la possibilité de *morbilli sine morbillis*, ni surtout et bien plus probablement, quelque pseudo-Koplik pris pour du Koplik vrai. — Et si Freeman pouvait, en janvier 1900, conclure que « *jusqu'à présent*, il était à » peine prudent de faire un diagnostic positif et d'exposer un

» enfant à l'éruption morbilleuse, simplement sur l'existence » des taches de Koplik », d'assez nombreux travaux ont paru depuis sur ce sujet, pour que cette mesure soit considérée aujourd'hui non seulement comme légitime, mais bien comme s'imposant de la manière la plus absolue.

Ainsi aucun des faits de Cameron, de Ker, de Manasse ni de Freeman, ne saurait être retenu.

2. Examen critique des cas de soi-disant Koplik suivis d'une maladie autre que la rougeole. — Dans les faits qui viennent d'être cités, il s'agissait de cas de Koplik non suivis d'éruption morbilleuse : rien de plus.

Voici maintenant des cas de soi-disant Koplik, qui auraient été observés dans des affections autres que la rougeole. Une demi-douzaine d'auteurs ont rapporté des cas semblables ; deux d'entre eux, Widowitz et Motta-Coco, ont leur nom fréquemment cité. Nous allons voir ce qui reste, après critique, de ces différentes observations.

M. *Guinon* (104, 106) rapporte le cas d'une fillette de 2 ans et demi, qui, malade depuis cinq jours, présenta, en même temps qu'un érythème rosé très minime, de la rougeur des conjonctives, de la toux, un piqueté rouge du voile du palais ; sur les gencives une production pultacée continue ; enfin, sur la lèvre inférieure, une production épithéliale blanchâtre — en îlot d'après une version (104), punctiforme d'après une autre (106) — et « qui donne l'impression du signe de Koplik ». Malgré ces signes de rougeole, il n'y eut qu'une broncho-pneumonie grippale, compliquée d'otite, et terminée par guérison. — Nous avons tenu à citer ce cas, bien que le diagnostic de Koplik n'y fût pas positivement affirmé, voulant seulement faire remarquer combien il était peu probable qu'une production unique, localisée à la lèvre, même punctiforme, fût du Koplik, alors que nous savons combien peu fréquente — si tant est qu'elle existe — est la localisation exclusive du Koplik sur la muqeuse labiale, la muqueuse de la joue étant respectée (Cf. p. 51). Si l'on ajoute que M. Guinon (103, 106) considère le Koplik comme une forme de la stomatite de Comby, et que celle-ci existait sur les gencives dans son observation, on aura une raison de plus de douter qu'il s'agissait bien dans celle-ci de véritable Koplik.

C'est également, comme M. Guinon, avec une sorte de restriction, que *Muir* écrit avoir trouvé « une seule fois, un état » qui, malgré un examen attentif, ne put être différencié du » Koplik ». Il s'agissait d'un diphtérique qui présenta, un soir, une élévation de température avec toux. A l'examen pratiqué le soir même, l'auteur « crut d'une manière certaine voir deux ou trois taches de Koplik » et isola le malade. « Le lendemain » matin cependant, il n'y avait pas trace de tache, et, ne s'en dé» veloppa point le jour suivant ». Il n'y eut pas de rougeole, et la toux ne fut que « le premier symptôme d'une attaque sévère » de paralysie diphtérique ». Notons que l'auteur n'affirme pas l'existence du Koplik ; il parle seulement d'une ressemblance assez grande avec ce signe pour rendre le diagnostic impossible. Il est cependant permis de penser que si l'examen, au lieu d'être pratiqué le soir, c'est-à-dire dans de mauvaises conditions d'éclairage, l'eût été le jour, la confusion n'eût pas été commise.

Michelazzi a recherché le Koplik dans seize cas de coqueluche et onze d'angine folliculaire. Il l'a rencontré dans un cas de coqueluche et dans un autre d'amygdalite streptococcique. En aucune de ces deux circonstances il n'y eut de rougeole. Ces deux faits étant rapportés sans aucun détail, il est assez difficile de les discuter. Il semble bien pourtant qu'il ne s'agissait pas de Koplik. Nous n'insistons pas sur ce que l'auteur décrit ce signe comme constitué par de petites « vésicules » entourées d'une auréole rouge, puisque cette erreur d'appellation a été plus d'une fois commise par des observateurs qui paraissent cependant avoir bien observé le signe de Koplik. Ce qui nous paraît beaucoup plus important est un fait qui, au premier abord, peut paraître sans relation aucune avec le sujet de cette discussion : sur 32 cas de rougeole observés, les uns « avant la sortie de l'exanthème », les autres « au commencement à peine » de celui-ci, Michelazzi n'a trouvé que 6 fois le Koplik. Or cette proportion de 18,75 % est tellement inférieure à celle que donnent l'immense majorité des auteurs, proportion qui ne descend guère au-dessous de 50 % pour le troisième jour de l'éruption et s'élève fréquemment à 90 ou 100 % à la période d'invasion, qu'elle ne peut manquer d'inspirer un grand scepticisme à l'égard des observations de Michelazzi.

C'est pour une raison tout à fait analogue que nous ne sommes pas disposé à attacher grande créance au fait rapporté par M. *Weill*, qui, tout en n'ayant pu, « malgré de nombreuses recherches », observer le Koplik que *trois fois* dans la rougeole, se trouve, par un heureux privilège, être le seul auteur qui l'ait observé une fois dans un cas de varicelle.

Guérassimow (101) aurait constaté dans la scarlatine et la diphtérie, la desquamation furfuracée de la muqueuse ou signe de Filatow, qu'il identifie avec le signe de Koplik ; « mais, » ajoute-t-il, dans ces maladies, on remarquait cette desquama- » tion surtout là où les lèvres se transforment en muqueuse ». Il ne saurait donc s'agir là de Koplik, puisque ce signe, nous l'avons dit, n'occupe jamais le bord libre des lèvres (p. 51).

Müller aurait trouvé le Koplik dans la rubéole. Voici comment il s'exprime : « A l'épidémie de rougeole, qui régna en » hiver, fit suite, fin juin et commencement juillet, une épidé- » mie de rubéole. Le diagnostic « rubéole » était, dans ce cas, » d'autant plus facile, que la plus grande partie des cas attei- » gnit ces mêmes enfants qui, peu de temps auparavant, avaient » passé par la rougeole. En tout furent observées quatorze » rubéoles ; chez six d'entre elles on put constater avec cer- » titude les taches de Koplik. Il est impossible de rien dire » sur le moment où apparut cette manifestation, car tous les » cas qui se présentaient pour être soignés, arrivèrent avec un » éxanthème déjà développé ». Et l'auteur, tout en admettant que les taches de Koplik soient un symptôme précoce de la rougeole, présent dans les 4/5 au moins des cas, se refuse, à cause de leur prétendue existence dans la rubéole, à en faire un signe pathognomonique de l'infection morbilleuse. — En vérité, est-il possible de se faire une opinion d'après ces simples affirmations ? Voici une épidémie bien nette de rougeole de *215* cas. Trois mois plus tard survient une autre épidémie de *14* cas d'une affection dite « rubéole », sur lesquels on constate *6* fois une manifestation dite « signe de Koplik ». Pas une observation n'est rapportée. Par contre on nous dit que la plus grande partie de ces quatorze enfants avaient eu la rougeole : c'est donc que quelques-uns ne l'avaient pas encore eu et étaient susceptibles de la prendre. Chez ceux qui l'avaient eue, on semble avoir fait en quelque sorte le diagnostic de rubéole par exclusion : ils avaient eu la rougeole, ce ne pouvait plus guère être que la rubéole. Raisonnement d'autant plus mal fondé que, sans compter la possibilité d'une rechute morbilleuse, il ne manque pas, dans l'enfance surtout, d'érythèmes morbilliformes autres que la rubéole, qu'ils soient toxi-infectieux ou simplement toxiques (1).

Avec *Widowitz*, nous trouvons une appréciation du Koplik qui rappelle celle de Müller : ce serait un symptôme très fréquent, de grande valeur pour le diagnostic précoce de la rougeole, mais non pathognomonique, parce que, dans quelques cas — d'ailleurs exceptionnels — on le rencontre dans d'autres affections : rubéole, catarrhe de la muqueuse respiratoire, angine folliculaire. — Disons de suite que les faits de Widowitz ne nous semblent pas plus emporter la conviction que ceux de Müller. Il est vrai que lui, du moins, apporte à l'appui de son dire, un certain nombre d'observations — onze en tout (obs. 6 à 16) ; mais celles-ci sont tellement sommaires, tellement imprécises, qu'elles échappent pour ainsi dire à la discussion. — Essayons cependant.

Widowitz a observé, presque à la même époque, deux épidémies : l'une de *rougeole*, de 282 cas, dont il ne retient comme suffisamment observés que 158, avec Koplik présent dans 140 (88, 61 °/₀), absent dans 18 (11, 39 °/₀) ; l'autre de *rubéole*, de 135 cas, dont 125 (92, 59 °/₀) sans Koplik et 10

(1) Cf. J. Comby. Art. « Rougeole » du traité des Mal. de l'enf. de Grancher et Comby, 2ᵉ édit., t. I, pp. 351-353.

(7, 41 %) *avec* Koplik. Sur ces dix cas, il en rapporte cinq (obs. 6 à 10).

Qu'est-on en droit d'exiger de ces observations ? Qu'elles nous donnent les éléments d'appréciation nécessaires pour juger : et qu'il ne s'agissait pas de rougeole, et qu'il s'agissait bien de Koplik. Or, c'est précisément ce qui n'a pas lieu. Aussi pouvons-nous de suite récuser les observations 9 et 10, où l'existence de la rubéole et celle du Koplik sont simplement affirmées, sans aucun détail descriptif à l'appui (1). — Les trois autres observations (6, 7 et 8), se ressemblent beaucoup. Voici la plus détaillée des trois.

(Widowitz, obs. 6). Maria E..., a eu la rougeole en octobre de l'année précédente (ma propre observation).

Le 28 février 1899 : Etat général, sauf un léger mal de tête, bon. T. 37°8 ; P. 92. Fort rhume, conjonctives rouges, pas de catarrhe bronchique. Sur tout le corps, notamment au visage, nombreuses petites taches rouges de différentes grandeurs. *Sur la muqueuse des joues des deux côtés, nombreuses taches rouges avec petits points gris-blanc au centre*, et petites taches rouges sans milieu blanc.

Ainsi la malade aurait eu antérieurement une rougeole observée par Widowitz lui-même, mais celui-ci néglige d'indiquer si elle s'était accompagnée ou non du signe de Koplik. Actuellement les symptômes indiqués sont effectivement de ceux qu'on rencontre dans la rubéole, mais ils sont banaux et insuffisants pour permettre de poser le diagnostic de cette affection. En particulier, il est regrettable que nulle mention ne soit faite de l'existence d'une adénite cervicale, qui, pour

(1) L'observation 9, toutefois, présente ceci de particulier que la même malade fit à 14 jours d'intervalle deux maladies, s'étant accompagnées toutes les deux du signe de Koplik : la première aurait été une rougeole vraie, la seconde une rubéole. Mais comment savoir s'il ne s'agissait pas simplement d'une rougeole à rechute, ou, plus simplement, si dans l'un des deux cas, sinon dans tous les deux, il ne s'agissait pas de tout autre chose que de signe de Koplik ? Le fait qu'une sœur de la malade aurait eu la rubéole en même temps qu'elle la rougeole, et réciproquement, plus tard, la rubéole en même temps qu'elle la rougeole, n'est pas encore de nature à rendre cette observation plus claire.

n'être pas un signe pathognomonique de la rubéole, n'en est pas moins l'un des plus caractéristiques. Enfin, comment à cette description : « nombreuses petites taches rouges avec points gris-blanc au centre », reconnaître le signe de Koplik ? La couleur indiquée n'est qu'approximativement celle de l'élément en question, et l'on voudrait avoir quelques détails complémentaires, ne serait-ce que sur les dimensions de ces points. C'est qu'en effet on observe parfois sur la muqueuse jugale des formations qui ressemblent absolument à celles décrites par Widowitz, et qui ne sont pas du Koplik. Nous en donnerons d'ailleurs plus loin une observation (p. 83).

Ainsi les observations de Koplik dans la rubéole rapportées par Widowitz ne prouvent ni qu'il s'agissait de rubéole, ni qu'il s'agissait de Koplik. Quant aux deux cas (sur douze) de rubéole avec Koplik, qu'aurait vus *Spitzer*, et que mentionne Widowitz, ils ne sauraient être pris en considération, faute d'observations rapportées. Le seul fait cité d'un Koplik abondant chez un enfant dont le père et la sœur auraient eu une rubéole sans Koplik, ne signifie absolument rien : toujours pour cette même raison qu'on ne peut discuter une observation où l'existence des deux seuls points en litige : l'existence du Koplik et celle d'une affection autre que la rougeole (ici la rubéole), est affirmée sans qu'aucune preuve en soit apportée.

Passons maintenant à l'étude des autres catégories d'observations de Widowitz. L'observation 11 — Koplik non suivi d'éruption — est, sans doute, de l'aveu même de l'auteur, un cas de *morbilli sine morbillis*.

L'observation 13 relate l'apparition chez un enfant, exposé neuf jours auparavant à un contage de rougeole et atteint d'angine folliculaire, de cinq « formations tout à fait semblables aux taches de Koplik », qui ont disparu le surlendemain. Aucun autre détail. Faut-il ajouter qu'une observation aussi vague ne permet ni d'affirmer l'existence du Koplik ni de nier celle d'une rougeole sans exanthème ?

Enfin les observations 12, 14, 15 et 16 sont relatives à des cas de catarrhe bronchique léger avec peu ou pas de fièvre, deux fois avec accompagnement de conjonctivite, et toujours avec soi-disant taches de Koplik. L'un de ces cas (obs. 15) fut suivi à quatre mois de distance d'une attaque de faux-croup au cours de laquelle s'observèrent de nouveau ces mêmes taches. Celles-ci sont généralement décrites comme blanchâtres ou blanc-grisâtre avec aréole rouge. Une fois (dans le cas de faux-croup), il s'agissait de petites formations blanc-gris, un peu allongées à bord déchiqueté, formant de petites efflorescences confluentes (ce qui, on en conviendra, n'éveille guère l'idée du signe de Koplik) le tout entouré d'un bordure rouge. Leur nombre est la plupart du temps très restreint : une, trois, trois, deux. Une fois de plus ici, il paraît donc que l'assertion de Widowitz d'avoir observé du Koplik dans de simples cas de catarrhe bronchique n'est pas justifiée par les observations qu'il produit.

Pour résumer cette longue discussion des faits relatés par Widowitz, nous dirons que les observations de signe de Koplik dans la rubéole n'entraînent la conviction ni relativement à l'existence de la rubéole, ni relativement à celle du Koplik dans les cas rapportés, et que les observations de ce même signe dans l'angine folliculaire et le catarrhe bronchique donnent l'impression que l'auteur n'a observé qu'un pseudo-Koplik (1).

Il nous a d'ailleurs été donné à plusieurs reprises d'observer nous-même des manifestations buccales se présentant sous la forme de petits points blancs, entourés ou non d'une auréole rouge et offrant une certaine ressemblance avec le Koplik ; mais toujours quelque caractère relatif à leur couleur, à leur dimension, à leur degré d'adhérence, etc., distinguait ces petites productions — dont nous ne saurions préciser la nature

(1) Ajoutons, pour en finir avec Widowitz, que Vucetic considère ses données comme incertaines, que Feer les attribue à une faute d'observation, et que Fischl Pospischill, etc., s'inscrivent en faux contre elles.

— du signe de Koplik. En voici un exemple entre plusieurs autres :

Observ. III (personnelle). — Fillette de 2 ans et demi, entrée le 20 avril 1904 pour scarlatine bénigne. Le 21 avril, T. 38°-37°8. *A la face interne de la joue, deux points blancs entourés d'une auréole rouge, et ressemblant à du Koplik. Mais ils sont plus gros, moins opalescents, d'apparence plus crémeuse.*

Le 22 avril, t. 37°6-38°. Les points blancs, ont disparu, et, sur la face interne de la joue droite, on ne voit plus qu'un *petit élément punctiforme hémorrhagique* (1). Il existe un peu de stomatite de Comby. De plus, sur l'amygdale gauche, petite fausse membrane avec laquelle on fait un premier ensemencement qui ne pousse pas, puis un deuxième qui ne donne que du B. subtilis.

Les jours suivants, la bouche de l'enfant est examinée quotidiennement au point de vue du Koplik, parce que des cas de rougeole s'étaient produits dans la salle où elle était couchée. Du 24 avril, jour du retour à l'apyrexie, jusqu'au 9 mai, rien de particulier. Le 10 mai T. 37-37°8 ; le 11, 37°6-38°2 ; le 12, 37°6-38°6. Un peu de toux, quelques râles ronflants, pas de catarrhe oculo-nasal, pas d'éruption. *Signe de Koplik* très discret à la face interne de la joue droite. Isolement de l'enfant.

Le 13 mai, le Koplik augmente (T. 37°5-38°6) ; le 14, il existe en abondance sur les joues et les lèvres (T. 39°4-40°) ; l'éruption de rougeole commence à pointer derrière les oreilles ; le 15, Koplik sans changement ; éruption nette sur la figure et le tronc (T. 39°2-40°6) ; le 16, le Koplik entre en régression (t. 39°2-39°2) ; le 17, il a disparu sur les joues ; il en reste encore des traces sur les lèvres (T. 37°2-38°7) ; le 18, il a disparu, et la température est revenue à la normale (T. 37°2-37°4).

Cette observation est intéressante en ce qu'elle montre le diagnostic fait à quelques jours d'intervalle, sur le même sujet d'un faux et d'un vrai signe de Koplik. Avec un peu d'attention, et pour peu qu'on exige du signe observé les caractères bien précis que Koplik a décrit à son symptôme, on évitera facilement de commettre des erreurs.

Nous avons laissé pour la fin le travail où *Motta-Coco* s'oc-

(1) Fait qui vient à l'appui de ce que les petites suffusions hémorragiques punctiformes de la muqueuse buccale ne sont pas toujours le reliquat d'un élément-Koplik, (cf. p. 54).

cupe de trouver un signe qui soit vraiment caractéristique de la rubéole. Ici, il n'y a rien à discuter, seulement à signaler une incroyable erreur. Motta-Coco imprime en propres termes que Koplik a décrit deux signes; l'un prémonitoire de de la rubéole (*rosolia*), l'autre de la rougeole (*morbillo*)! Il s'occupe d'abord du premier et donne, en les attribuant au signe de Koplik de la rubéole, les propres caractères du véritable Koplik (celui de la rougeole). Après quoi il s'étonne de n'avoir, dans de nombreux cas de rubéole, jamais rencontré le signe en question, sauf une fois : encore n'était-il pas très net comme on peut en juger par ce fait qu'il s'agissait de « petites taches de la grandeur d'une lentille, à bords nets et réguliers, de couleur blanche, et centrées d'un petit point saillant rouge foncé » ! Puis Motta-Coco décrit le deuxième signe de Koplik, le vrai, cette fois, celui de la rougeole : il lui attribue des caractères presque identiques à ceux du premier, avec cette différence que dans la rubéole il s'agirait d'une macule et dans la rougeole d'une maculo-papule, simple nuance à laquelle Motta-Coco fait à bon droit le reproche d'être vraiment difficile à saisir. Et il conclut qu'au point de vue du diagnostic (et aussi de la prophylaxie) de la *rubéole*, le signe de Koplik n'a aucune espèce de valeur ! Si nous avons insisté un peu sur cette publication, c'est que nous avons été quelque peu surpris de voir l'opinion de Motta-Coco sur la valeur diagnostique du Koplik citée avec conviction par quelques auteurs comme Loránd (152) et Müller (1).

Nous en avons fini avec la critique de ces cas où le Koplik aurait été observé dans d'autres maladies que la rougeole. Ils sont en somme peu nombreux : encore, après discussion, n'en subsiste-t-il *aucun*. Ainsi, d'une part l'immense majorité des observateurs ayant examiné à eux tous des milliers et des milliers de malades sans trouver une seule fois le signe

(1) On ne voit guère à une semblable erreur qu'une explication possible : la lecture d'un texte anglais où le mot *rubeola* synonyme de measles, rougeole, aura été interprété par Motta-Coco dans le sens que possède en réalité le mot *rubella*, rubéole.

de Koplik en dehors de la rougeole ; d'autre part une demi-douzaine d'auteurs, représentant quelque deux douzaines d'observations contraires, et dont, après critique, il ne subsiste absolument aucune : tel est le bilan du signe de Koplik.

Nous pouvons ajouter qu'à la sélection pratiquée tous les matins sur les malades qui se présentent à la consultation de l'hôpital Trousseau, nous avons regardé systématiquement les bouches au point de vue du Koplik. Nous avons examiné ainsi en avril-mai 1903, 767 enfants, et en mars-avril 1904, 701, soit en tout 1.468 malades, sur lesquels les rougeoleux ne comptent guère que pour une soixantaine. Chaque fois que nous avons observé le signe de Koplik, il s'est agi d'un rougeoleux soit à la période d'éruption, soit à la période d'invasion. L'isolement a plusieurs fois été décidé sur l'existence seule du Koplik, et toujours l'éruption est venue, un ou plusieurs jours plus tard, confirmer le diagnostic de rougeole. Aucun des 1.400 enfants non rougeoleux, et qui étaient atteints des maladies les plus diverses (affections du tube digestif, de l'appareil respiratoire, du système nerveux, scarlatine, varicelle, coqueluche, diphtérie, etc., etc.) n'a présenté le signe de Koplik.

De tout ce qui précède on est donc autorisé à conclure de la manière la plus formelle que : *la présence du signe de Koplik est pathognomonique de la rougeole*.

B.— L'absence du signe de Koplik n'implique pas nécessairement l'absence de rougeole.

Le problème de la valeur diagnostique du signe de Koplik est susceptible de se présenter sous un autre aspect que celui que nous venons d'envisager, et nous devons rechercher maintenant si l'absence du symptôme autorise des conclusions aussi fermes que sa présence.

Nous laisserons de côté les cas où sa non-observation résulte d'un éclairage insuffisant [Loránd (152), Vucetic, Widowitz, Zahorsky (234), West], des défectueuses conditions d'examen de la pratique privée (Vucetic), de l'indocilité des enfants (Widowitz), des obstacles opposés à un examen attentif du malade par la gravité de son état général (von Bonsdorff, Slawyk), — pour ne nous occuper que des cas ou, *effectivement*, le signe n'existe pas au moment de l'examen du malade. Cette circonstance peut se trouver réalisée de trois manières, suivant que l'examen a eu lieu avant l'apparition du Koplik, après sa disparition, ou que le Koplik n'existe à aucun stade de la maladie. A ce dernier propos nous serons amené à traiter la question de la *fréquence absolue* du signe de Koplik.

1. **Cas où l'examen du malade a lieu avant l'apparition du signe de Koplik.** — Nous verrons tout à l'heure que, pour très précoce que soit le signe de Koplik, son apparition n'en est pas moins souvent précédée par celle de la fièvre. Qu'à la première élévation de température d'un malade en incubation de rougeole, on examine la bouche, il peut se faire qu'on n'observe absolument rien de particulier sur la muqueuse jugo-labiale ; cela n'empêchera pas le Koplik de faire son apparition le lendemain, ou le surlendemain, par exemple, et l'éruption cutanée un ou deux jours plus tard encore.

Dans quelques cas, heureusement rares, l'apparition du Koplik est exceptionnellement tardive. On risque alors encore bien plus de ne pas l'apercevoir lors du premier examen. Zahorsky (234) cite, par exemple, un cas de rougeole à invasion prolongée, où l'examen de la bouche, pratiqué le quatrième jour de fièvre, fut négatif. On fit le diagnostic d'influenza. Le lendemain il y avait quelques éléments-Koplik, et, le sixième jour de fièvre, apparaissait l'éruption.

Enfin, dans quelques cas encore plus exceptionnels, le Koplik peut n'apparaître qu'avec, voire même qu'après l'éruption (Pospischill) (1). D'après Balme, chez les enfants au-dessous de six mois, on le trouverait rarement avant l'exanthème.

Voici donc toute une série de cas où la non-constatation du signe de Koplik peut tenir soit à un examen particulièrement pré-

(1) Cf. aussi ci-dessous 2e P., Ch. II, A, 1.

coce du malade, soit à une apparition particulièrement tardive du symptôme recherché. Dans aucun de ces cas le rejet du diagnostic de rougeole ne serait justifié, car si l'on répète ensuite quotidiennement l'examen de la bouche, comme cela doit se faire en pareil cas, on assistera bientôt à l'apparition du Koplik, et, peu de temps après à celle de l'examen morbilleux.

2. Cas où l'examen du malade a lieu après la disparition du signe de Koplik. — Dans la pratique, il est beaucoup plus fréquent d'observer les rougeoleux à une époque tardive que précoce ; par suite de ne pas trouver le Koplik parce qu'il a déjà disparu que parce qu'il n'existe pas encore. Dans la moitié des cas il cesse d'être visible le troisième jour de l'exanthème et dure rarement au delà du quatrième. Or, bien souvent dans les hôpitaux, on ne voit arriver les enfants que le lendemain ou le surlendemain de leur éruption, quelquefois même plus tard, alors que les parents ont constaté quelque aggravation inquiétante. Dans ces conditions, il n'est pas rare du tout de ne plus trouver de Koplik ; quelquefois l'*aspect dépoli* de la muqueuse, avec ou sans piqueté hémorragique, autorise encore un diagnostic rétrospectif ; mais souvent rien ne permet plus de soupçonner l'existence antérieure du symptôme recherché. Pareille chose n'a d'ailleurs pas, à cette époque, de conséquences aussi graves qu'au stade précoce de la maladie : d'autres signes sont là pour permettre le diagnostic, et, au point de vue contagion, le plus grand mal est fait.

Il faut savoir cependant que, de même que l'apparition du signe de Koplik peut être retardée, sa disparition peut être prématurée. Zahorsky (234) vit une fois un cas de Koplik extraordinairement abondant la veille même de l'éruption : le lendemain de celle-ci, il n'était pas capable de retrouver un seul élément sur la muqueuse. Cette disparition du signe dès le second jour de l'exanthème n'est d'ailleurs pas un fait absolument rare. Enfin Widowitz rapporte un cas qui, s'il a été bien observé (1), est vraiment remarquable : il s'agit d'un

(1) Nous venons de voir, en effet, que le Koplik de Widowitz était parfois sujet à caution. (Cf. pp. 79-82).

enfant dont le frère a fait un exanthème morbilleux le 25 décembre ; lui-même présente, le 30 décembre, un peu de conjonctivite et du Koplik. Celui-ci reste distinct le 1er et le 2 janvier ; le 3, il a disparu, et c'est seulement le 5 qu'apparaît l'exanthème ; c'est-à-dire trois jours après que le Koplik eût été aperçu pour la dernière fois. — Widowitz fait remarquer avec quelle facilité de tels cas pourraient passer pour des rougeoles sans Koplik : peut-être serait-il plus important de faire observer quelle faute grave eût commise le médecin qui, de l'absence de Koplik, eût conclu à l'absence de rougeole (1).

3. **Cas où le signe de Koplik n'existe à aucun moment de l'évolution de la rougeole. — Fréquence absolue du signe de Koplik.** — Quand nous étudierons, dans un instant, la fréquence du signe de Koplik, nous verrons que beaucoup de statistiques sont entachées d'erreur du fait d'un examen trop tardif d'un grand nombre des cas observés, et nous constaterons que les pourcentages s'élèvent à mesure que les examens sont plus précoces (2e P., Ch. II, A, 2). C'est ainsi que d'assez nombreux médecins qui ont été à même d'observer leurs malades à la période d'invasion, ou au début du stade éruptif, apportent des statistiques où le Koplik est noté dans 100 % des cas ; d'où leur opinion qu'il constitue un signe absolument constant de la rougeole, qu'il existe toujours à un moment donné de l'évolution de cette maladie, et que, lorsqu'on ne le trouve pas, c'est presque toujours qu'on l'a cherché trop tard. Tel est, entre autres, l'avis de Falkener (73), Hirsh (116), Knöspel, Koplik, Lichtenstein, Newcomb, Ross (186), Sobel (200), Strzelbicki, West, etc., etc.

Que faut-il penser de cette manière de voir ? Quand l'on examine avec soin les pièces du procès, voici ce que l'on cons-

(1) En dehors des cas où la disparition prématurée du Koplik est naturelle et liée à son évolution, il en est d'autres où elle est purement accidentelle : c'est ainsi que Zahorský (234) a constaté que la mastication d'aliments solides (pain, viande) aboutissait à la chute rapide des points blanc-bleuâtre ; nous avons vu aussi antérieurement que les lavages de bouche pouvaient agir de même (Cf. p. 35).

tate : un certain nombre d'auteurs se contentent les uns d'affirmer la rareté du Koplik (1) ou tout au moins son inconstance (Bielski), les autres de dire, que, sur tant de cas de rougeole, ils ont constaté tant de fois l'absence du signe, ne donnant d'autres explications ni sur l'époque du premier examen, ni sur le nombre des examens pratiqués (2) : de telles données — trop fréquentes — sont absolument inutilisables. — D'autres observateurs reconnaissent — ou donnent des dates permettant de reconnaître — que, lorsque le Koplik était absent, il fallait incriminer, dans tout ou partie de leurs cas, un examen pratiqué trop tardivement ; quelquefois aussi, ils invoquent tout autre cause, dûment spécifiée (surtout un examen défectueux) (3) : de ces cas non plus il n'y a rien à tirer. — Dans une quatrième catégorie de faits, il s'agit, dit-on, de malades examinés précocement ; mais les dates manquent, et, surtout, l'on ajoute pas si l'examen a été pratiqué quotidiennement et pendant le temps nécessaire (4) : on ne saurait davantage tabler sur de telles données.

Ces éliminations faites, il ne reste plus qu'un petit nombre d'observations qui méritent d'être prises en considération : encore sont-elles d'inégale valeur. On peut les répartir en trois catégories, suivant qu'on a cherché à établir une relation entre l'absence de Koplik d'une part, la bénignité de la rougeole (*a*) ou un mauvais état général ou local du malade (*b*) de l'autre — ou que l'absence du Koplik survient en dehors de toute circonstance spéciale susceptible de l'expliquer (*c*).

a). — Balme, Carr (46), Pospischill, Zahorsky (234) admettent que le signe de Koplik puisse manquer dans les cas de

(1) Ashby, Benitez, Comby (57), Criado y Aguilar, Freeman, Gomez, Guinon, (103-106), Landouzy, Mabbott, Variot (217-218).

(2) Adriance (1, 2), Agéon, Baginsky (25 bis), Balme, Filè Bonazzola, Fruitnight, (87,88), Heubner (114), Howland, Manasse (156), Maroney, Mitchell, Müller, Slawyk, Zahorsky (234).

(3) Aronheim (19), von Bonsdorff, Cozzolino, Feer, Lorand (152), Méry, Perkel, Rolly (183), Sippel, Slawyk, Strzelbicki.

(4) Cohn, Lidmanowski, Michelazzi, Monrad (165), Morano, Pacchioni, Thursfield, Wickman.

rougeole très légère. — Peut-être le fait est-il vrai, mais il ne saurait y avoir là de relation de cause à effet. Admettre, comme Zahorsky, que l'énanthème est trop insignifiant pour donner lieu à une desquamation de la muqueuse, nous paraît répondre à une idée surtout théorique : le Koplik n'existe-t-il donc pas dans des cas de *morbilli sine morbillis*, et, sans aller jusque-là, n'est-il pas fréquent de trouver ce signe abondamment développé dans une rougeole qui l'est fort peu ? Sobel (200), Koplik (134), Maroney, croient que beaucoup de ces cas de soi-disant rougeoles légères sans Koplik ne sont autre chose que des rubéoles ; l'hypothèse n'a rien d'invraisemblable.

b). — Avec Cotter, nous abordons une autre catégorie de cas, et c'est chez des enfants pauvrement nourris et plus ou moins cachectiques, chez des rachitiques, chez des hérédo-syphilitiques que nous voyons manquer le Koplik. Dans quatre cas de Maroney, les petits malades étaient cachectiques, avec une bouche très sèche ; deux enfants avaient leur muqueuse couverte d'aphtes. Aucun détail d'ailleurs sur tous ces faits. Mais supposons démontré que l'absence du Koplik ait été réelle pendant toute la durée de l'évolution de la maladie : il n'y aurait pas lieu non plus d'y voir une relation de cause à effet entre le mauvais état général des sujets et la non-existence du signe. En effet, les cas de Koplik se montrant d'une manière même abondante parfois, chez de petits rachitiques à état de santé plus ou moins précaire, sont très fréquents. C'est ainsi que nous avons pu, entre autres faits de ce genre, observer le cas suivant :

Obs. IV (personnelle). — Il s'agit d'un enfant de 28 mois, amené par erreur au pavillon de la scarlatine, sans doute en raison de la coïncidence d'un placard d'érythème urticarien sur la cuisse gauche avec un état fébrile. Son état général était tout ce qu'il y a de plus mauvais, et l'habitus celui d'un petit tuberculeux à la dernière période. Nous l'examinâmes pour la première fois le lendemain de son entrée. Il avait alors un certain degré de catarrhe oculo-nasal, auquel nous n'aurions peut-être pas attaché une grande importance, si, à la première inspection de la bouche, nous n'avions été frappé par l'existence d'un Koplik très abondant sur la face interne des deux joues ; nous cherchâmes alors plus attentivement, et trouvâmes derrière les oreilles quelques rares éléments morbilliformes très pâles et peu étendus. Il en existait aussi quelques-uns sur le flanc gauche. L'enfant fut aussitôt isolé.

Le lendemain, le Koplik avait diminué ; par contre l'éruption morbilleuse était sortie sur la figure et le corps, un peu sur les membres, mais restait très pâle. Le surlendemain matin l'exanthème, peu abondant, était devenu ecchymotique. Le Koplik avait disparu à droite, mais était encore visible à gauche. La langue était sèche, les dents recouvertes d'un enduit fuligineux. L'enfant mourut dans l'après-midi et l'on trouva, à l'autopsie, des lésions de broncho-pneumonie chronique, mais sans que rien, au point de vue microscopique du moins, permît d'affirmer leur nature tuberculeuse.

Voici donc un cas de rougeole chez un enfant aussi cachectique que possible, et où le diagnostic fut fait l'avant-veille de la mort, grâce à un Koplik abondant.

De tels faits sont assez fréquemment observés pour que l'on ne soit pas en droit de voir dans la coïncidence d'un état général mauvais avec l'absence du signe de Koplik une relation de cause à effet. Peut-être serait-il plus vrai de dire que ce mauvais état général s'accompagne souvent d'un mauvais état *local* de la bouche, et qu'il devient alors très délicat, sur une muqueuse traumatisée, couverte d'aphtes ou de muguet, de discerner le Koplik. C'est là, du moins, l'opinion de Schmid, à laquelle se range Koplik (135) lui-même (Cf. p. 59). Encore n'en est-il pas toujours ainsi, et, dans l'observation qui vient d'être citée, par exemple, le Koplik, à un stade avancé de son évolution, fut-il encore reconnu sur une muqueuse buccale en assez mauvais état.

c) L'absence du signe de Koplik n'a donc rien à faire ni avec la bénignité de la rougeole, ni avec la gravité de l'état général du rougeoleux, et, en fait, c'est dans les rougeoles du type le plus banal que nous allons trouver non pas, peut-être, les seuls cas d'absence complète du signe de Koplik qui aient été observés, mais, en tout cas, les seuls qui aient été rapportés dans des conditions de précision suffisante, pour qu'on puisse les considérer comme valablement démontrés. Mais auparavant, ici encore, quelques éliminations s'imposent.

C'est ainsi que l'on ne saurait faire entrer en ligne de compte le cas de Loránd (152), qui ne fut examiné pour la première fois que lorsque l'exanthème existait déjà depuis un jour et était en pleine efflorescence sur le tronc, ni les onze cas chez lesquels Vucetic, avec une certaine réticence d'ailleurs dans l'expression, déclare n'avoir pu « à aucun moment trouver avec certitude absolue les taches de Koplik », négligeant en outre de préciser à quelle époque de leur évolution ces cas furent soumis pour la première fois à son examen.

Pour avoir été observés au stade prodromique de la rougeole, les faits de Mariotti-Bianchi ne sont guère plus précis. Il s'agit de trois soldats que l'auteur a observés « pendant toute la période d'invasion, parce qu'ils contractèrent la maladie à cause de leur service d'infirmier » ; un seul présenta du Koplik. Ce signe manqua également chez un homme entré dans le service de chirurgie pendant qu'il se trouvait en pleine période d'invasion. Combien ces observations sont vagues ! Les infirmiers furent observés pendant toute la période d'invasion, parce qu'ils contractèrent la maladie dans l'exercice de leurs fonctions : cela veut-il dire que leur bouche ait été examinée tous les jours ? C'est peu probable, sans quoi l'auteur l'aurait vraisemblablement spécifié. L'observation du malade de chirurgie est encore plus imprécise. Quoi qu'il en soit, si l'on juge que ces cas ne puissent être éliminés comme les précédents, on ne saurait, en tout cas, faire autre chose que de les classer comme douteux.

Guérin a observé quinze rougeoleux à la période d'invasion ; deux n'ont pas eu de Koplik ; l'un aurait été examiné trois jours avant l'éruption, l'autre un jour. Mais si l'on se reporte aux observations mêmes, on constate que, dans les deux cas (obs. V et XI), mention n'est faite que deux fois de cette recherche négative : la première, la veille de l'éruption ; la seconde, le jour même de celle-ci. Malgré tout, même alors, ces observations ne seraient pas dépourvues de valeur. Mais Guérin donne ensuite, pour le début du stade éruptif, des chiffres si faibles (Koplik observé 10 fois sur 18 (55,5°/₀) le premier jour de l'éruption, 18 fois sur 46 (39°/₀) le second, 3 fois sur 24 (12,5°/₀) après le second) que l'on peut se demander si la non-constation du Koplik dans des cas si nombreux ne résulte pas d'une faute d'observation. Et forcément ce doute rejaillit même sur les deux cas d'absence de Koplik suivis depuis la période d'invasion.

Monrad (165), au cours d'une observation qu'on trouvera rapportée plus loin (2ᵉ P., Ch., B) fait allusion à un cas de rougeole ayant débuté « par trois jours de fièvre et de catarrhe, mais sans tache de Koplik ». En l'absence de tout autre renseignement sur l'évolution ultérieure de cette rougeole, qui n'est citée qu'incidemment dans l'observation en question, il est impossible de dire s'il s'agit là d'un cas de rougeole sans Koplik, ce signe n'ayant pu apparaître après le troisième jour de maladie.

Ce n'est qu'avec *Rolly* (183) que nous commençons à trouver des observations plus précises. Cet auteur a constaté l'absence du Koplik chez 11 rougeoleux sur 78 (14 1°/₀). De ce nombre il élimine lui-même, comme examinés trop tardivement, un cas vu quatre jours après l'éruption, et trois autres trois jours après. Ajoutons-y encore deux malades vus seulement le surlendemain de l'éruption et un le lendemain. Ces éliminations faites, il reste encore deux malades qui furent examinés vingt-quatre heures avant l'apparition de l'exanthème, et deux autres chez qui l'exanthème était apparu le jour même du premier examen. Dans de telles conditions l'absence du Koplik durant toute l'évolution de la rougeole paraît, chez ces quatre sujets, être bien probable.

Le cas de *Müller* paraît aussi être valable. Cet auteur eut l'occasion d'examiner, au point de vue du Koplik, douze cas de rougeole à partir du premier jour de fièvre. Dans *un* cas le signe manque complètement.

Widowitz a constaté l'absence du signe de Koplik 18 fois sur 158. Mais il n'en retient, comme examiné d'une façon suffisamment précoce, qu'un seul. En voici l'observation :

Widowitz, (obs. 5). — Othmar St. se retrouve le 21 janvier, pour la première fois depuis longtemps, en contact avec son frère Karl, qui présentait depuis le 19 janvier les prodromes de la rougeole et eut son éruption le 22.

Le 28 janvier, Othmar est atteint d'angine folliculaire et lacunaire, T. 39°,1. P. 110.

Jusqu'au 1er février, même état. De ce jour disparaissent assez vite les dépôts amygdaliens, et apparaissent du catarrhe bronchique, de la conjonctivite, du coryza, du catarrhe pharyngé et des taches rouges caractéristiques au palais dur et mou.

Le 3 février, sortie de l'exanthème morbilleux.

Pendant tout le temps de la maladie les taches de Koplik furent quotidiennement recherchées.

Enfin, tout récemment, *Steinhardt* constatait l'absence du Koplik 9 fois sur 55. Elimination faite par l'auteur lui-même de quatre cas observés trop tardivement et d'un autre où l'examen fut pratiqué dans de très mauvaises conditions, il reste quatre faits de Koplik négatif ; sur ceux-ci, il n'y en a que trois qui aient été observés dès les prodromes et durant toute la maladie ; encore sur deux d'entre eux la muqueuse buccale était-elle si pâle que l'auteur admet à la rigueur que sur ce fond incolore, les points blancs aient pu lui échapper. Reste donc, en fin de compte, *une* seule rougeole examinée pendant toute la durée de la maladie, avec exanthème banal intense, où, l'absence du Koplik paraisse être un fait certain.

En résumé, si l'on admet que, pour être en droit d'affirmer l'existence de la rougeole, il est nécessaire de l'avoir recherchée pour la première fois au cours de la période d'invasion, ou, au plus tard, le jour d'apparition de l'exanthème, et quotidiennement ensuite, dans tous les cas jusqu'au second jour du stade éruptif, on ne trouve, dans toute la littérature, que *sept* observations : quatre de Rolly, une de Müller, un autre de Widowitz, la dernière de Steinhardt, où cette condition requise soit observée (1).

(1). Il n'est pas impossible d'ailleurs que ce nombre soit un peu trop faible, et peut-être quelques-unes des observations que nous avons éliminées parce qu'elles ne s'accompagnaient pas des données nécessaires à l'appréciation de

Par contre, on peut citer l'expérience de Libman (146) qui, dans une salle où avait éclaté un cas de rougeole, examine *tous les jours* les bouches de *tous les enfants* ; dix enfants eurent la rougeole et présentèrent tous du Koplik ; aucun de ceux chez qui ce signe était absent ne fut atteint.

Nous avons nous-même examiné quotidiennement pendant plus d'un mois les bouches de tous les enfants d'un pavillon de scarlatine, où avait éclaté une épidémie de rougeole. Sur les 50 enfants que nous avons ainsi examinés, 42 restèrent indemnes et ne présentèrent jamais le signe de Koplik ; 8 furent atteints de rougeole : le signe de Koplik était très net chez 7 d'entre eux ; chez le huitième, il n'existait que deux petits éléments qui apparurent le troisième jour de fièvre et persistèrent trois ou quatre jours à la face interne de la joue gauche ; le diagnostic était délicat, mais, de l'avis même de notre Maître, M. le Dr Netter, il s'agissait bien du signe de Koplik.

Que conclure de tout ce qui précède et quelle valeur diagnostique attribuer en fin de compte à l'absence du signe de Koplik ? Cette question doit être envisagée à un double point de vue :

1° *En principe, quand on suit quotidiennement l'évolution d'une rougeole à partir de la période d'invasion, il est rare de voir manquer le signe de Koplik.* Autrement dit, si la *fréquence absolue* (1) du Koplik ne s'exprime pas par une absolue constance, du moins n'en diffère-t-elle que de très peu. Ceci est d'ailleurs conforme à la doctrine de Koplik lui-même, qui, après avoir dit, dans ses premiers articles, qu'il n'y a pas de rougeole sans le signe en question, fait, dans son Traité des Maladies de l'Enfance, paru en 1902, la même légère res-

---

leur valeur, s'appliquaient-elles réellement à des cas de rougeole sans Koplik. Il n'en reste pas moins que ces derniers ne constituent qu'une rare exception et que, dans l'immense majorité ou mieux dans la presque totalité des cas, le Koplik est présent au stade d'invasion de la rougeole.

(1) Nous entendons par « fréquence absolue » celle qui résulte de l'examen *quotidien* de *tous* les cas de rougeole, *depuis le début de l'invasion.* C'est en somme la seule fréquence « vraie ». La « fréquence absolue » du Koplik s'oppose à la « fréquence relative » avec laquelle ce signe s'observe à tel ou tel jour déterminé de l'évolution de la maladie.

triction que nous-même ; il écrit, en effet, que son signe est *presque* invariablement présent, et que les observations qui le montrent absent ne représentent qu'un très faible pourcentage des cas (1).

2° *En pratique, absence de Koplik ne signifie pas nécessairement absence de rougeole*, et l'on ne raisonnera pas de même dans toutes les circonstances. — S'il existe une éruption et que celle-ci remonte déjà à l'avant-veille ou soit plus ancienne encore, l'absence du Koplik, signe essentiellement précoce, n'aura à peu près aucune espèce de valeur diagnostique. — Si l'éruption ne date que de la veille ou du jour même, il faudra se défier : le Koplik est presque constant dans la rougeole à cette époque ; s'il fait défaut dans le cas examiné, il y a les plus grandes chances pour que l'affection ne soit pas de nature morbilleuse. Cependant, comme on n'est pas en droit de négliger les cas, à vrai dire exceptionnels, où le début est précoce et la disparition prématurée (Widowitz), ni ceux où l'apparition est tardive (Balme, Pospischill), ni ceux enfin où le signe fait complètement défaut [Rolly (183), Müller, Widowitz, Steinhardt], on ne devra poser le diagnostic qu'après mûr examen des symptômes actuellement existant, étude des commémoratifs et recherche de la notion d'épidémicité ou de contagion. — Enfin, dernière éventualité, si le malade ne présente pas d'éruption, mais seulement des symptômes catarrhaux comme on en observe à la période d'invasion de la rougeole, on ne saurait rien conclure d'un seul examen négatif de la muqueuse buccale, le signe pouvant fort bien n'apparaître qu'un jour ou deux plus tard. Mais si le malade a été examiné pour la première fois dès l'apparition des symptômes suspects ou peu après et si l'examen, quotidiennement répété, de la muqueuse ne montre à aucun moment le signe cherché, le diagnostic de rougeole deviendra très improbable, sans que l'on soit pourtant en droit de le rejeter de parti pris. — On peut donc dire que l'absence du signe de Koplik

(1) Pour l'exposé et la discussion des statistiques relatives à la fréquence du signe de Koplik dans la rougeole, cf. 2e P., Ch. II, A, 2.

a une valeur d'autant plus grande que l'on a *commencé* à rechercher ce signe d'une manière plus précoce, sans que *jamais* on ne soit en droit d'attribuer à cette absence une valeur diagnostique absolue.

Conclusion que l'on peut rapprocher de celle à laquelle nous étions arrivé tout à l'heure, en disant : *La présence du signe de Koplik est pathognomonique de la rougeole ; son absence n'implique pas nécessairement l'absence de cette affection.*

CHAPITRE II

PRÉCOCITÉ DU SIGNE DE KOPLIK

Dans la symptomatologie de toute affection, mais surtout dans celle des fièvres éruptives, il est deux qualités qui rendent un signe particulièrement précieux : c'est d'être pathognomonique et précoce. Or le Koplik, qui possède la première, possède aussi la seconde, et c'est ce que nous allons montrer en étudiant successivement les rapports de ce signe avec l'évolution de l'exanthème, avec l'apparition de la fièvre, avec celle des différents autres symptômes de la période d'invasion.

A.— Précocité du signe de Koplik par rapport a l'exanthème.

1. Evolution comparée du signe de Koplik et de l'exanthème. — L'évolution du signe de Koplik est cyclique comme celle de l'exanthème ; mais, fait capital, elle débute plus tôt et s'achève avant elle. D'une manière générale, le signe de Koplik *apparaît un, deux, trois, cinq jours avant l'éruption cutanée, atteint son maximum le jour où les pemières taches s'aperçoivent au visage, commence à décroître quand l'exanthème est en pleine efflorescence, et disparaît du deuxième au cinquième jour du stade éruptif.*

Reprenons avec un peu plus de détails les différentes phases de ce cycle. L'époque moyenne d'*apparition* du signe, par rapport à la date de sortie d'exanthème, est diversement exprimée par les statistiques. Cela tient à ce qu'elles donnent en général beaucoup moins la date d'apparition du Koplik que celle de sa première constatation. Pour bien faire, il faudrait, chez des enfants qu'on sait avoir été exposés à un contage de rougeole, examiner la bouche quotidiennement jusqu'au jour où l'on découvrirait — alors vraiment à son début — le signe de Koplik. Dans trois cas de ce genre, particulièrement nets, il nous a été donné de le voir apparaître une fois vingt-quatre, et deux fois quarante-huit heures avant le début de l'exanthème. — Dans trois cas analogues, Hirsh (116, obs. III, IV, V), guettant le Koplik depuis plusieurs jours, l'a vu survenir vingt-quatre, quarante-huit et soixante-douze heures avant l'éruption cutanée. — Sur quatre cas examinés pour la première fois trois jours avant l'exanthème, Guérin a vu survenir le Koplik trois fois la veille seulement de ce dernier ; une fois il fut complètement absent (Cf. p. 92). Enfin, à l'occasion d'une épidémie hospitalière, Perkel a examiné les bouches de tous les enfants rougeoleux ou suspects de rougeole, ce qui lui a permis de dresser la statistique suivante, qui porte sur 33 cas où la cavité buccale put être examinée dès le stade prodromique, et où le signe de Koplik fut observé :

Le 1er jour de l'éruption	dans	1	cas	= 3.03	%
1 jour avant	»	7	»	= 21.21	»
2 jours »	»	16	»	= 48.48	»
3 »	»	6	»	= 18.13	»
4 »	»	1	»	= 3.03	»
5 »	»	1	»	— 3.03	»
6 »	»	1	»	= 3.03	»
Total		33	cas.		

Ces données permettent déjà de se rendre compte que c'est l'un des trois jours précédant l'éruption qu'apparaît le plus souvent le signe de Koplik Mais il peut être plus précoce ou plus tardif.

Plus précoce, il a été constaté quatre (1), cinq (2), et même six (Brüning, Perkel, Wickman, Widowitz), sept (Havas, Wick-

(1) Brüning, Castelli, Cotter, Cozzolino, Feer, Knœspel, Lorand (152), Maroney, Monrad (165), Perkel, Rolly, Valagussa, Vucetic, Wickman.

(2) Cotter, Knœspel, Lorand (152), Monrad (265), Perkel, Valagussa, Vucetic, Wickman.

man, Widowitz) et huit jours (Wickman), avant l'exanthème. Ces derniers chiffres de six, sept et huit jours nous paraissent d'ailleurs ne devoir être acceptés que sous certaines réserves ; du moins ceux de Havas, qui confond volontiers le Koplik avec le Comby (Cf. pp. 44-46), et ceux de Widowitz qui, dans des cas de rubéole, de bronchite et d'angine folliculaire, s'est vraisemblablement laissé tromper par un aspect simulant le Koplik (pp. 79-82), ne nous inspirent-ils qu'une confiance relative.

Par contre l'apparition du Koplik peut être *tardive* et ne se produire que le jour même de l'éruption ou même plus tard, mais c'est exceptionnel. Pospischill cite le fait, mais n'en produit pas d'observation ; Rolly (183) rapporte un cas où « les taches de Koplik, absentes deux jours avant l'apparition de l'exanthème, devenaient distinctement visibles en même temps que celui-ci » : il n'y a là encore rien de probant, car il semble bien que ce malade n'ait pas été examiné la veille de l'éruption. — Mais le fait qui vient d'être rapporté dans la statistique de Perkel semble avoir été bien observé. De même deux cas de Cotter apparus le lendemain de l'éruption. D'autre part deux des rougeoles qui éclatèrent en 1904 au pavillon de la scarlatine de l'hôpital Trousseau, sont signalées, dans le registre d'observations, comme ayant présenté le signe de Koplik, l'un le jour même de l'éruption et un peu après elle, l'autre le lendemain. Nous n'avons d'ailleurs pas constaté personnellement ces faits. Enfin chez les jeunes enfants de six mois et au-dessous, le Koplik, d'après Balme, n'apparaîtrait généralement pas avant l'éruption. Au total, l'apparition de ce signe est donc très rarement contemporaine de celle de l'exanthème et ne lui est presque jamais postérieure. La plupart des cas de soi-disant apparition tardive ne résultent en réalité que d'un premier examen lui-même et lui seul trop tardif.

Pour conclure, *le Koplik apparaît, dans la grande majorité des cas, l'un des trois jours qui précèdent l'exanthème, et le plus souvent l'avant-veille.* Il est déjà sensiblement moins fréquent de le voir survenir quatre ou cinq jours avant l'éruption, et le fait devient six, sept, huit jours, avant elle absolument exceptionnel. Il est presque aussi rare de le voir survenir tardivement, c'est-à-dire en même temps que l'éruption ou quelques heures après elle.

Après le début du Koplik, sa *période d'état*. Ici les rapports avec l'exanthème sont particulièrement constants. C'est presque toujours quand l'exanthème fait son apparition sur le visage ou derrière les oreilles que le Koplik atteint son plus haut degré de développement, et lorsqu'à son tour l'éruption cutanée s'est généralisée et a pris toute son ampleur, c'est alors que le Koplik commence à s'effacer. On peut schématiser cette période moyenne du cycle, en disant : *avec l'acmé du Koplik commence à apparaître l'exanthème ; avec l'acmé de l'exanthème commence à disparaître le Koplik.*

Cette *disparition* du Koplik est généralement complète le *troisième ou le quatrième jour de l'éruption cutanée, plus souvent pourtant le troisième que le quatrième*. Dans un petit nombre de cas il disparaît dès le deuxième ou se prolonge jusqu'au cinquième. *Presque jamais il ne disparaît le premier jour*, ni ne subsiste jusqu'au sixième. A titre d'exception, on peut rappeler ici cette observation déjà citée de Widowitz où le Koplik, précocement apparu, aurait disparu prématurément, deux jours avant la sortie de l'exanthème. Nous avons dit toutefois que cette observation ne saurait être acceptée que sous certaines réserves (Cf. p. 87). Plus important à rappeler est un fait auquel il a déjà été fait allusion à propos de l'évolution morphologique du Koplik (p. 53) : nous voulons parler de la rapidité vraiment remarquable avec laquelle peut disparaître parfois ce signe, si bien que l'on est parfois surpris de constater son absence complète vingt-quatre heures après l'avoir vu à son acmé.

La *durée* moyenne du signe de Koplik se déduit aisément de ce que nous savons de ses périodes d'apparition et de disparition. La première survenant d'habitude la veille ou l'avant-veille de l'éruption, la seconde trois ou quatre jours après elle, cette durée variera de *quatre à six jours*. Ce sont bien ces chiffres que nous avons le plus souvent observés. Dans deux cas, suivis, bien entendu, depuis le début, nous avons vu cette durée s'abaisser à trois jours : on a même donné comme limite inférieure deux jours [Pacchioni, Rolly (183)] : il est probable que, dans ces cas, la première constatation du Koplik a été postérieure à son apparition réelle. A l'autre extrême sont les observations de Koplik à persistance prolongée. Une durée de sept jours n'est pas encore très exceptionnelle [Rolly (183), Slawyk, Strzelbicki). Un cas de neuf jours paraît être le plus long qui ait été observé.

2. Fréquence du signe de Koplik avant et après l'apparition de l'exanthème.— Précocité du signe de Koplik par rapport à l'exanthème. — Connaissant désormais l'évolution chronologique du signe de Koplik par rapport à l'exanthème, il va nous être facile d'évaluer sa *fréquence relative* (Cf. p. 95, note 1), aux différents jours de son évolution, ceux-ci étant exprimés en fonction du jour d'apparition de ce même exanthème. Nous allons pouvoir établir ainsi un certain nombre de données, dont, tout à l'heure, en étudiant la valeur diagnostique de l'absence du signe de Koplik (p. 85, sqq), nous avons dû accepter provisoirement quelques-unes comme démontrées.

Le signe de Koplik, nous venons de le voir, n'apparaît presque jamais plus tard que la veille de l'éruption et ne disparaît presque jamais plus tôt que son lendemain. Si l'on ajoute à cela qu'il est présent dans l'immense majorité des cas de rougeole (p. 95), on en conclura aisément que, la veille et le jour même de l'apparition de l'exanthème, sa fréquence doit être voisine de 100 %.

Dans un très grand nombre de cas encore, le signe fait ou a déjà fait son apparition l'avant-veille de l'éruption, et, le plus souvent aussi, persiste encore le lendemain. Sa fréquence à l'un de ces deux jours doit donc encore être élevée.

L'antépénultième jour avant l'exanthème d'une part, et le surlendemain de celui-ci de l'autre, il est déjà beaucoup moins souvent observé : nous devons donc nous attendre à voir le pourcentage diminuer à ces deux dates — et ainsi de suite, à mesure qu'on s'éloigne soit dans un sens, soit dans l'autre, du jour d'apparition de l'exanthème.

Or c'est bien là ce que montre la clinique, comme on peut en juger, par exemple, par cette statistique intéressante de Falkener (73) :

4e jour *avant* l'exanthème	0	Koplik sur	5	rougeoles		
3e » » »	9	Kopliks	19	»	= 47.36	p. 100
2e » » »	19	»	26	»	= 73.08	»
1er » » »	33	»	33	»	= 100.00	»
1er jour *de* l'exanthème	57	»	57	»	= 100.00	»
2e » » »	45 (1)	»	59	»	= 76.27	»
3e » » »	30	»	60	»	= 50.00	»
4e » » »	10	»	58	»	= 17.24	»
5e » » »	4	»	57	»	= 7.02	»
6e » » »	0	»	57			

Suivant la remarque de Falkener, on peut résumer les principales données de ce tableau en remarquant que :

Le 1er jour *avant* l'exanthème et le 1er jour *de* l'exanthème, la fréquence du Koplik a été de 100 p. 100.

Le 2e jour *avant* l'exanthème et le 2e jour *de* l'exanthème, la fréquence du Koplik a été de 75 p. 100.

Le 3e jour *avant* l'exanthème et le 3e jour *de* l'exanthème, la fréquence du Koplik a été de 50 p. 100 (2).

Voici d'autre part une statistique personnelle qui a le défaut de ne porter que sur un très petit nombre de cas, mais où nous n'avons voulu faire entrer que ceux où il nous avait été donné d'assister nous-même à l'apparition de l'exanthème, et d'en noter par suite exactement la date :

---

(1) Le texte porte en réalité 54, ce qui donnerait une proportion de 91, 52 p. 100. Mais comme l'auteur insiste ultérieurement sur ce que le deuxième jour de l'éruption, comme le deuxième jour avant elle, la fréquence du Koplik est à peu près égale à 75 p. 100, il est bien probable qu'il y a eu là inversion de chiffres ; en lisant, en effet, 45 au lieu de 54, on rétablit la proportion de 75 p. 100.

(2) Comparer la symétrie de cette statistique avec celle d'une courte statistique personnelle rapportée plus loin, 2e P., Ch. II, A, 2, dernière statistique.

3e jour *avant* l'exanthème	0	Koplik sur	3	rougeoles.		
2e » » »	4	Kopliks	5	» =	80.00	p. 100
1er » » »	6	»	6	» =	100.00	»
1er jour *de* l'exanthème	9	»	9	» =	100.00	»
2e » » »	9	»	9	» =	100.00	»
3e » » »	8	»	9	» =	88.88	»
4e » » »	3	»	8	» =	37.50	»
5e » » »	0	»	8			

Sans vouloir attacher à ces quelques chiffres une importance qui ne comporte pas le nombre trop faible des cas qui ont servi à les établir, il est permis de remarquer cependant que pour l'avant-veille, la veille et le jour même d'apparition de l'exanthème, ils se confondent sensiblement avec ceux de Falkener, mais, les trois jours suivants, décroissent moins rapidement que les siens (1).

En résumé, *le Koplik est pratiquement constant la veille et le jour même de l'apparition de l'exanthème*. A mesure qu'on s'éloigne de ces deux dates dans l'un ou l'autre sens, sa fréquence diminue, d'abord lentement, puis assez vite. Elle est de 75 à 80 % le deuxième jour de l'exanthème, ne s'élève guère au-dessus de 50 % le troisième jour avant lui, et n'existe que dans un faible pourcentage des cas à une époque plus précoce. — Dans l'autre sens, la diminution de fréquence paraît être un peu moins lente. C'est ainsi que, le deuxième jour de l'éruption, nous avons vu que si elle était susceptible de s'abaisser à 75 %, elle pouvait aussi atteindre ce jour là encore 100 %,

(1) Il serait intéressant de citer encore d'autres statistiques ; mais la plupart des auteurs se contentent d'exprimer le rapport du nombre de Kopliks observés à tel jour, avant ou après l'exanthème, au nombre des Kopliks qu'ils ont observés en tout, alors que Falkener est, croyons-nous, le seul auteur qui, *pour chaque jour de la maladie exprimé en fonction du jour d'apparition de l'exanthème,* donne le rapport du nombre de Kopliks constatés au nombre de rougeoles observées. Pour être complet cependant, nous devons ajouter que Guérin donne quelques chiffres susceptibles d'être mis sous une forme analogue à celle de la statistique de Falkener. On voit alors que, chez les malades qu'il a observés pour la première fois au stade prodromique, l'auteur a rencontré le Koplik : 0 fois sur 4, le 3e jour avant l'éruption ; 2 fois sur 6 (33,33 %) l'avant-veille de celle-ci ; 13 fois sur 15 (86. 66 %) la veille ; — et que, chez ceux qu'il a observés pour la première fois au stade éruptif, il l'a trouvé : 10 fois sur 18 (55.55 %) le jour même de l'exanthème ; 18 fois sur 46 (39. 13 %) le lendemain ; 3 fois sur 24 (12. 50 %) après ce lendemain. Nous avons déjà dit plus haut (p. 93) que ces pourcentages paraissaient si faibles que l'on est fatalement conduit à se demander s'ils ne résultent pas d'une faute d'observation.

que, le troisième jour de l'exanthème, nous l'avons vu exprimer une fois par 50 %, mais une autre fois par un nombre beaucoup plus considérable (89 %) ; enfin que le quatrième jour de l'éruption, la fréquence du Koplik, pour très variable, qu'elle soit ici encore, est du moins beaucoup plus grande qu'au quatrième jour avant l'éruption.

De ce qui précède, il semblerait donc résulter que l'on ait autant de chances, sinon davantage de rencontrer le Koplik le troisième jour de l'éruption par exemple, que trois jours avant elle. Ne venons-nous pas de dire, en effet, que la fréquence du Koplik, s'exprime par des chiffres à peu près identiques dans ces deux cas, et que même le pourcentage serait plutôt légèrement en faveur du premier ? La question serait ainsi très mal posée, parce que les deux circonstances ne sont nullement comparables. Si, en effet, au lieu d'envisager le cas où on trouve le Koplik, nous considérons celui où on ne le trouve pas, que voyons-nous ? C'est que, si le premier examen a été pratiqué seulement au stade éruptif, l'absence du Koplik résulte tout bonnement de sa disparition ; on aura beau recommencer l'examen les jours suivants, le signe recherché ne sera pas découvert, et peut-être même le cas sera-t-il étiqueté tout à fait injustement : rougeole sans Koplik. Que si, au contraire, le premier examen a lieu à la période prééruptive et a été négatif, il suffira le plus souvent de le répéter le lendemain, peut-être au plus le surlendemain, pour constater le signe nouvellement apparu. Aussi le fait que beaucoup de médecins disent n'avoir trouvé le Koplik que rarement, tient-il simplement, dans la grande majorité des cas, à ce qu'ils en ont pratiqué la recherche d'une manière trop tardive.

A la lumière de ces données, nous allons passer rapidement en revue les statistiques des différents auteurs relatives à la fréquence du Koplik.

Les rougeoleux sont-ils examinés de bonne heure ? On obtiendra couramment des statistiques donnant pour la fréquence du Koplik un pourcentage de 100 %, comme en produisent : Biedert et Fischl (tous les cas d'une épidémie de rougeole par eux observés) ; Castelli (6 cas) ; Falkener (73) (76 cas) ; Finkelstein (5 cas) ; Guérassimow (100) (24 cas) ; Hirsh (116) (40 à 50 cas) ; Koplik (131,132) (16+52 = 68 cas) ; Gerloczy (23 cas), Lankford (141) (129 cas) ; Libman (146) (13 + 10 +) 5 = 28 cas) ; Lichtenstein (plus de 100 cas) ; Muir (11 cas) ; Newcomb (60 cas) ; Ross (185) (14 cas) ; Sobel (200,201) (30 + 35 = 65 cas) ; West (environ 125 cas).

Certains auteurs produisent des pourcentages élevés, mais précisent que *tous* leurs cas négatifs ont été observés ou trop tard ou dans des conditions d'examen défectueuses ; de sorte qu'élimination faite de ces cas, il ne reste que ceux observés dans les conditions requises de précocité et correctement examinés, pour lesquels la fréquence du Koplik redevient alors 100 °/₀. Tel est le cas des statistiques de : von Bonsdorff (15 — 4 = 11 cas ; Cozzolino (33 — 14 = 19 cas) ; Feer (75 — 8 = 67 cas) ; Loránd (152) (493 — 27 = 466 cas) ; Rolly (183), sur 78 cas, en a 11 négatifs, dont 7 seulement imputables à un examen trop tardif, soit, pour le Koplik, une fréquence de 91,02 %.

D'autres observateurs encore ne s'expliquent pas ou s'expliquent insuffisamment sur leurs cas négatifs, de sorte que l'on n'a pas les éléments nécessaires pour épurer leurs statistiques. Leurs pourcentages atteignent encore parfois des valeurs élevées ; c'est ainsi que nous pouvons citer ceux de Balme, 204/209 = 97,66 % ; Cotter, 169/187 = 90,37 % (1) ; Manasse, 45/48 = 93,75 % ; Maroney, 132/140 = 94,28 % ; Mitchell, 8/9 = 88,88 % ; Müller, 134/166 = 80,72 % (2) ; Steinhardt, 46/50 = 92 % (3) ; Vucetic, 128/139 = 92, 08 % ; Wickman, 120/134 = 89,55 % (4) ; Widowitz, 140/158 = 88,61 %.

D'autres n'ont trouvé le Koplik que dans une moindre proportion de leurs cas ; tels sont :

(1) Un certain nombre de cas négatifs furent examinés trop tard ; d'autres se rapportent à des enfants cachectiques.

(2) Cas examinés pour la plupart seulement au début du stade exanthématique.

(3) Encore avons-nous vu (p. 94) qu'un seul des cas négatifs était réellement à l'abri de toute critique, ce qui relève le pourcentage à 49/50 = 98 %.

(4) Sur les 14 cas où le Koplik ne fut pas signalé un certain nombre ne furent même pas examinés en vue de la recherche de ce signe.

Adriance (1,2) (76 °/₀ sur 79 cas) ; Bacaloglu (une trentaine de cas sur 54 = 55,55 °/₀) ; Cohn, 16/22 = 72,72 °/₀ ; Ehrnrooth, 3/4 = 75 °/₀ ; Fruitnight (90 °/₀ des cas) ; Guérin, 44/102 = 41,13 °/₀ ; Heubner (dans les 6/7 des cas = 85,71 °/₀) ; Howland (84 °/₀ sur 61 cas) ; Monrad, 44/74 = 59,45 °/₀ ; Morano, 10/15 = 66,66 °/₀ ; Pacchioni, 99/50 = 66°/₀ ; Valagussa, 34/43 = 79,07 °/₀ ; Zahorsky (18/26 = 69,23 °/₀).

Il va sans dire que ces dernières statistiques sont *globales*, c'est-à-dire qu'elles portent à la fois sur des malades examinés à toutes les périodes de la maladie ; les cas nombreux où la recherche du Koplik fut négative n'impliquent donc en aucune façon son absence réelle ; quelquefois la non-observation du signe est imputable à un examen pratiqué dans des conditions défectueuses ; mais, dans l'immense majorité des cas, elle est simplement la conséquence d'un examen trop tardif du malade. En veut-on, puisque c'est là un point sur lequel on ne saurait trop insister, quelques exemples frappants ? Perkel, dans une épidémie hospitalière, où les malades sont observés dès le stade prodromique, observe 33 cas de Koplik sur 33 rougeoles (100 °/₀), tandis que sur 92 enfants arrivés à la clinique déjà avec un exanthème, ce signe n'existe que 67 fois (72,83 °/₀). — Sippel observe au stade prodromique 25 rougeoleux et autant de fois le Koplik (100 °/₀) ; à la période éruptive la proportion de ces cas positifs n'est plus que de 77 pour 89 (86, 51 °/₀). — Dans une épidémie hospitalière, Slawyk constate le Koplik 31 fois sur 32 malades (96, 87 °/₀) ; mais sur 52 rougeoleux venus du dehors, le signe n'est constaté que 45 fois (86, 54 °/₀). Voici enfin une statistique tout à fait probante de Strzelbicki : les 100 malades qu'il a examinés sont répartis par lui en 3 groupes : 59 se sont présentés avec un exanthème morbilleux caractérisé et n'ont présenté le Koplik que 40 fois (67, 79 °/₀) ; 20 autres étaient tout au début de leur éruption cutanée : le Koplik fut constaté chez 18 d'entre eux (90 °/₀) ; enfin 21 sont amenés à la période préeruptive : *tous* présentaient le signe cherché (100 °/₀).

Ces différentes statistiques se trouvent réunies dans le tableau suivant :

Perkel	$\frac{33 \text{ Kopliks}}{33 \text{ Rougeoles}} = 100\ \%$		$\frac{67 \text{ K}}{92 \text{ R}} = 72.83\ \%$
Sippel	$\frac{25 \text{ Kopliks}}{25 \text{ Rougeoles}} = 100\ \%$		$\frac{77 \text{ K}}{89 \text{ R}} = 86.51\ \%$
Slawyk	$\frac{31 \text{ Kopliks}}{32 \text{ Rougeoles}} = 96.87\ \%$		$\frac{45 \text{ K}}{52 \text{ R}} = 86.54\ \%$
Strzelbicki	$\frac{21 \text{ Kopliks}}{21 \text{ Rougeoles}} = 100\ \%$	Exanthème tout au début	$\frac{18 \text{ K}}{20 \text{ R}} = 90.00\ \%$
		Exanthème caractérisé	$\frac{40 \text{ K}}{59 \text{ R}} = 67.79\ \%$

Les cas que nous avons pu observer confirment absolument ces données. C'est ainsi que dans une épidémie hospitalière de 10 cas, tous examinés précocement, le Koplik fut trouvé dans *100* °/₀ des cas. Au contraire, en faisant le relevé pour l'année 1904 des observations prises au pavillon de rougeole de l'hôpital Trousseau, nous avons obtenu des résultats tout différents. Sur les 467 cas de rougeole soignés pendant l'année, 285 seulement ont été l'objet d'annotations spéciales relatives au Koplik ; or, sur ces 285 cas, ce signe fut présent 147 fois, soit une fréquence globale de *51, 58* °/₀. L'explication de ce fait est simple : aucun enfant n'entre au pavillon de rougeole au stade prééruptif ; ceux qui arrivent à l'hôpital à cette époque sont isolés au pavillon des douteux jusqu'à la sortie de l'éruption, et seulement alors sont passés à la rougeole ; ils ne constituent d'ailleurs qu'une faible minorité. La plupart des rougeoleux de la clientèle hospitalière ne sont amenés par leurs parents qu'avec une rougeole déjà sortie, quelquefois le jour même de cette éruption, beaucoup plus souvent le lendemain et le surlendemain (plus des 3/5 des cas en 1904), quelquefois plus tard encore. Dans de telles conditions quoi d'étonnant à ce que le pourcentage s'abaisse à 50 0/0 ? Si paradoxal même que cela paraisse, on peut dire que pour étudier le Koplik, du moins au stade précoce et par suite le plus intéressant de son évolution, ce n'est pas dans les pavillons de rougeole qu'il faut aller, mais bien dans les services de consultation et de douteux ; d'autre part, la clientèle de ville, l'observation des épidémies hospitalières, scolaires, maisonnières, etc., se prêtent aussi fort bien à une pareille étude.

Cependant, si l'époque tardive à laquelle arrivent les malades dans les services de rougeole fait tomber parfois la proportion des Kopliks constatés à un taux de 50 °/₀, voire même, peut-être, parfois un peu inférieur, il est certaines statistiques qui n'accordent à ce symptôme qu'une fréquence tellement réduite que la même explication ne suffit plus à rendre compte d'une telle rareté. Ainsi Aronhein (19), sur un total « d'au moins 150 cas », ne trouve le Koplik que 9 fois (6 °/₀) ; Baginsky (25 *bis*) ne le note que 20 fois sur 167 cas (11. 97 o/o) ; Filè-Bonazzola, 5 fois sur 18 (27.77 o/o) ; Mariotti-Bianchi, 13 fois sur 36 (36, 11 °/₀) ; Méry, « environ 7 fois sur une quarantaine de cas » (17,5 °/₀). En raison du petit nombre de ces faits, opposé au grand nombre de statistiques que nous venons de citer plus haut, et dont les moins favorables concluent à une fréquence incomparablement plus élevée du Koplik, il faut bien admettre qu'il y ait eu, à propos des cas qui nous occupent actuellement, des fautes de technique commises dans la recherche du signe.

Le fait devient encore plus patent quand les auteurs spécifient que l'examen de leurs cas a eu lieu à une époque précoce : ainsi Michelazzi, sur 32 cas examinés « avant la sortie de l'exanthème » ou « au commencement à peine » de celui-ci, ne trouve le Koplik que 6 fois (18.75 °/₀) ; de même Lidmanowski ne le rencontre que 17 fois sur 84 cas (20, 23 °/₀), observés à des périodes précoces. Tout ce que l'on sait aujourd'hui de la fréquence du Koplik et de son époque d'apparition proteste contre de tels chiffres.

Et malgré tout, si nous faisons la somme de toutes les données numériques qui viennent d'être citées au cours des pages précédentes (pp. 105-109), en y comprenant absolument toutes les statistiques, même les plus manifestement défectueuses, même sans épurer celles pour lesquelles nous possédons les données nécessaires à une telle rectification ; en prenant, en un mot, les chiffres bruts de tous les auteurs qui ont écrit que sur tant de cas de rougeole, considérés à n'importe quelle époque de la ma-

ladie, ils ont rencontré tant de fois le signe de Koplik, nous arrivons, en réunissant ainsi les données de 45 observateurs (1), *à un nombre total de 3.948 rougeoles, sur lesquelles le signe de Koplik e été trouvé 3.182 fois, ce qui correspond à une fréquence de 80, 49 p. 100.*

Etant donné les conditions franchement défavorables où nous nous sommes intentionnellement placé pour établir cette statistique d'ensemble, il ne saurait être donné de preuve plus éclatante de la fréquence considérable du signe du Koplik.

Et maintenant si, au lieu d'additionner les uns aux autres des faits que la différence de leurs conditions d'observation rend peu, nous revenons à notre division de de tout à l'heure et faisons le départ entre ceux qui ont été observés avant l'éruption et ceux qui l'ont été après elle, nous conclurons en disant : Le Koplik, recherché. A la période d'invasion est *pratiquement constant*, en ce sens, que s'il n'est pas forcément trouvé au premier examen, il l'est pour ainsi dire toujours le lendemain ou le surlendemain, la période d'éruption, c'est tout le contraire, et sa fréquence diminue en proportion du plus ou moins de retard apporté à sa recherche. Le signe de Koplik est donc essentiellement un signe *précoce*, ce qui en fait un symptôme particulièrement précieux de la rougeole, maladie contagieuse au premier chef dès sa période d'invasion. Cette précocité du Koplik, nous venons de l'étudier en fonction du jour d'apparition de l'exanthème Il nous reste maintenant à la comparer à celle de la fièvre et à celle des autres signes du début de la rougeole.

---

(1). Baginsky (25 bis), Balme, Bing, von Bonsdorff, Castelli, Cohn, Cotter, Cozzolino, Ehrnrooth, Falkener (73), Feer, Filè-Bonazzola, Finkelstein, Gerloczy, Guérassimow (100), Guérin, Koplik (31-32), Lankford (141), Libman (146), Lidmanowsky, Lorand (152), Manasse (156), Mariotti-Bianchi, Maroney, Michelazzi, Mitchell, Muir, Monrad (165), Morano, Müller, Newcomb, Pacchioni, Rolly, Ross (185), Sippel, Slawyk, Sobel, Steinhardt, Strzelbicki, Valagussa, Vucetic, Wickman, Widowitz, Zahorsky (234).

Ont seules été laissées en dehors de cette statistique d'ensemble les données des auteurs qui n'ont pas exprimé d'une façon explicite et précise : et le nombre des rougeoles observées, et celle des Kopliks constatés, savoir : Adriance, Aronheim, Bacaloglu, Biedert et Fischl, Fruitnight, Heubner, Hirsh, Howland, Lichtenstein, West (Cf. les données incomplètes de ces auteurs dans les statistiques rapportées plus haut, pp. 105-109).

B. — Précocité comparée du signe de Koplik et de la fièvre. — Fréquence du signe de Koplik aux différents jours de la maladie.

L'apparition de la fièvre et des sympôtmes catarrhaux caractérise le début de la période d'invasion de la rougeole. Elévation de température et catarrhes se manifestent soit simultanément soit successivement, et, dans ce dernier cas, c'est toujours la fièvre qui apparaît la première. C'est dire sa précocité. Or le signe de Koplik peut apparaître avant elle, en même temps qu'elle ou après elle —avec une très inégale fréquence, disons-le de suite.

Que le signe de Koplik puisse exister *avant la fièvre*, cela ne saurait faire de doute. Koplik (132) a observé des faits de ce genre. Caiger (43) pour sa part, a été à même, en diverses circonstances et sur la foi des seules taches de Koplik, d'isoler avec succès un malade chez qui, jusqu'à vingt-quatre heures plus tard, il n'était possible de trouver ni fièvre, ni le moindre soupçon de catarrhe buccal ou autre, Ross (185) a vu également les taches précéder souvent la fièvre. Monrad (165) cite un fait du même genre, dont l'observation, tout à fait probante, mérite d'être rapportée.

Monrad (obs. 4) (165).—Dans une famille de trois enfants, la fille aînée prend la rougeole, qui débute par trois jours de fièvre et de catarrhe, mais sans taches de Koplik. Depuis lors, les deux frère et sœur sont observés avec soin chaque jour. La température est prise matin et soir, et j'inspecte la bouche quotidiennement. Après huit jours écoulés, une tache de Koplik est constatée chez la sœur. Celle-ci était à ce moment parfaitement saine et gaie. La température était 37°4 ; le même soir elle monta à 38°1, et, le jour suivant, la malade fut prise d'éternûments et de toux. Il y avait alors davantage de taches de Koplik, et, le jour suivant, l'exanthème se développa.

Chez le plus jeune enfant, les choses se passèrent de même. Alors que ce garçon était encore tout à fait sain et avait une température normale, je constatai un jour une tache de Koplik; le jour suivant apparurent les phénomènes catarrhaux, et plus tard vint l'exanthème.

« Dans ces cas, ajoute Monrad, nous voyons ainsi que les taches de Koplik peuvent survenir non seulement avant l'exanthème et les catarrhes, *mais encore avant la fièvre*, à une époque où les enfants n'ont certainement pas le moindre signe d'aucune maladie ni d'aucune sorte de malaise ».

Nous avons personnellement observé le cas suivant :

Obs. V (personnelle). — Un garçon de 5 ans 1/2, Raoul C..., convalescent de scarlatine, et placé dans une salle où avaient éclaté des cas de rougeole, est examiné quotidiennement sans résultat pendant neuf jours. Le dixième jour au matin, il présente, mais d'une manière discrète, le signe de Koplik. Sa température est alors 36°8. Il n'y a aucun symptôme catarrhal. Le lendemain, Koplik extrêmement abondant et belle éruption de rougeole.

De pareilles observations suffisent pour établir que, contrairement à ce que pensent quelques auteurs (Bielski, Cotter, Maroney), le Koplik peut apparaître parfois avant la fièvre, constituant, dans cette éventualité, le tout premier symptôme de la période d'invasion. Hâtons-nous de reconnaître que ces faits sont malheureusement peu nombreux. Peut-être cependant, si, chaque fois qu'on soupçonne un enfant d'avoir pu être contagionné, il était de pratique plus courante d'examiner systématiquement sa bouche, des cas analogues à celui de Monrad ou au nôtre seraient-ils moins rares.

Quoi qu'il en soit, il est déjà sensiblement plus fréquent d'observer *l'apparition simultanée du Koplik et de la fièvre*. — Koplik (137) a vu l'apparition de son exanthème accompagnée de fièvre légère. Balme, sur 20 cas observé le tout premier jour de maladie, et par conséquent de fièvre, trouva 11 fois le signe de Koplik (55 %). Müller, sur 12 cas suivis depuis la période d'incubation, a constaté 7 fois ce symptôme en même temps que la première élévation de température. D'après Heubner (114), les taches de Koplik apparaissent le premier jour des prodromes, mais il est fréquent dans ce cas qu'elles ne soient pas suffisamment développées pour décider du diagnostic, ce qui n'est généralement plus le cas le lendemain. D'après Slawyk, le symptôme apparaît le premier ou le deuxième jour des prodromes. D'autre part Feer a diagnostiqué la rougeole sur le seul vu des taches de Koplik, sans que la température dépassât 37°6 dans l'aisselle, ce qu'on peut vraisemblablement considérer comme le début de la fièvre. Guérassimow (100) va jusqu'à considérer comme étant la règle l'apparition concomitante du Koplik et de la fièvre. Parmi les observations que cite Monrad (165), il en est une (obs. 1) relative à une fillette qui est prise brusquement, un soir, de fièvre, et chez qui on découvre le lendemain matin, c'est-à-dire dans le courant des premières vingt-quatre heures, le signe de Koplik. — Voici un fait de ce genre, toujours fourni par la petite épidémie de rougeole du pavillon de scarlatine de l'hôpital Trousseau (1904), aux observations de laquelle j'ai déjà maintes fois fait appel :

Observation VI (personnelle). — Il s'agit d'un petit garçon de deux ans, complètement guéri de sa scarlatine et dont la température, depuis neuf jours, oscille entre 36°8 et 37°2. Le neuvième jour d'apyrexie, en particulier, elle a été de 36°8 le matin et 37° le soir. Le lendemain, 4 juin, elle s'élève brusquement à 38°5. Le signe de Koplik existe, mais peut net. Le jour suivant il est net, mais toujours pas d'éruption. Enfin, le 6 juin il est intense et l'éruption débute sur le cou. Le Koplik atteint son acmé le 7 juin et l'éruption est à son maximum le 8.

Mais, dans la majorité des cas, le Koplik débute seulement le *deuxième ou troisième jour de* fièvre. Il y a bien, il est vrai, la statistique de Müller, qui, sur 11 apparitions dûment constatées du signe de Koplik, en vit 7 se faire le premier jour et seulement 4 le second. Mais il s'agissait vraisemblablement là d'une série heureuse. Sur 7 cas où il nous a été possible d'exprimer exactement la date d'apparition du Koplik en fonction du premier jour de fièvre, il est apparu :

1 fois une demi journée avant l'apparition de la fièvre.
1 » le 1er jour de fièvre
3 » » 2e » » »
2 » » 3e » » »

Total 7 cas.

A côté de ces statistiques qui donnent la *date d'apparition* du Koplik en foncion de celle de la fièvre, il en est d'autres qui donnant, *pour chaque jour de la maladie*, c'est-à-dire de fièvre le rapport des Kopliks constatés aux rougeoles observées, permettent de se faire une idée nette des relations qui unissent le premier des deux symptômes au second. Les chiffres suivants sont ceux de Strzelbicki, dont nous avons réuni en une seule les trois statistiques, et de Balme :

	Balme	Strzelbicki	
1er jour de maladie	11/20=55 %		
2e » » »	40/47=85.1 »	2/2 = 100	% (1)
3e » » »	55/58=94,82 »	29/31= 93,55	»
4e » » »	42/44=95,45 »	22/24= 91,67	»
5e » » »	38/39=97,43 »	17/24= 70,83	»
6e » » »		6/9 = 66,66	»
7e » » »		1/5 = 20	
8e » » »		0/1	
9e » » »		0/1	
10e » » »		0/1	

Il est nécessaire de préciser que ces chiffres expriment, pour chaque jour de la maladie, le rapport entre les Kopliks constatés et les seuls cas de rougeole qui, ce jour-là, furent examinés *pour la première fois*. Or on peut arriver à préciser aussi bien les rapports du Koplik et de la fièvre d'une autre façon : en prenant un certain nombre de cas régulièrement suivis et en notant *quotidiennement pour chacun d'eux* la présence ou l'absence du signe cherché en fonction du jour de fièvre. La statistique suivante, faite de cette manière, ne porte sur un aussi petit nombre de faits que parce que nous y avons fait entrer ceux-là seuls, que nous avons pu suivre du premier jour de

(1) Proportion exagérée qui ne se retrouverait sans doute point, si un plus grand nombre de cas avaient été examinés à ce jour.

fièvre au dernier, et de l'apparition du Koplik à sa disparition :

	Rapport des Kopliks constatés aux rougeoles observées.
12 heures avant l'apparition de la fièvre.	1/3 = 33.33 % (1).
1er jour de fièvre....................	2/4 = 50.00 »
2e » »	5/6 = 83.22 »
3e » »	6/6 = 100.00 »
4e » »	6/6 = 100.00 »
5e » »	5/6 = 83.22 »
6e » »	3/6 = 50.00 »
7e » »	2/5 = 40.00 »
8e » »	1/3 = 33.33 »
9e » »	0/2 (2).

Donc, de ces trois statistiques établies de manière différente, il résulte que la fréquence du Koplik est à son maximum les deuxième, troisième, quatrième et cinquième jour de fièvre. Or, si l'on se rappelle que la durée moyenne de l'invasion morbilleuse est de quatre jours, il en résulte que ces dates de plus grande fréquence du Koplik — fréquence approchant ou atteignant 100 0/0—coïncident respectivement avec l'antépénultième jour, l'avant-veille, la veille et le jour même de l'apparition de l'exanthème, et nous retrouvons ainsi un fait que nous avions établi tout à l'heure à l'aide d'autres considérations (pp. 103-105).

Ces recherches nous ont donc montré combien le signe de Koplik est un symptôme précoce, puisque, presque toujours présent avant l'exanthème, quelquefois même avant la fièvre, on le voit survenir avec une fréquence déjà appréciable le même jour que celle-ci, et atteindre dès le lendemain et surtout le surlendemain une valeur susceptible de se maintenir pendant deux ou trois jours à un taux voisin de 100 0/0.

---

(1) Même remarque qu'en note de la page précédente.

(2) Comparer la symétrie de cette statistique, de part et d'autre des troisième et quatrième jours de fièvre, avec celle de la statistique plus haut citée de Falkener (cf. p. 103) de part et d'autre de la veille et du jour même de l'éruption.

C. — Valeur comparée au point de vue du diagnostic précoce de la rougeole, du signe de Koplik et des autres symptômes précoces de cette affection.

Que le signe de Koplik soit un excellent symptôme précoce de la rougeole, c'est un fait qui ressort avec évidence de ce qui précède. Mais il est une autre manière d'en mieux apprécier toute l'importance, c'est de le comparer aux autres signes qu'on observe au début de cette affection.

Le signe de Koplik appartient à la période d'invasion. Avant celle-ci, la période d'*incubation*, dit-on, est silencieuse. Ceci n'est plus aussi vrai depuis que Meunier, en 1898, et Combe, en 1899, ont montré qu'il était possible, dès ce stade, de mettre en évidence certaines perturbations de l'organisme.

Le *signe de Meunier* consiste en une déperdition de poids, de 300 grammes en moyenne, débutant « vers le quatrième ou le cinquième jour à partir de la contagion, c'est-à-dire cinq ou six jours avant l'apparition des premiers symptômes catarrhaux fébriles, huit ou dix jours avant l'éruption », et durant « plusieurs jours, le plus souvent jusqu'au début de l'invasion ». — Ce signe, quelle que puisse être sa valeur, présente un défaut capital : c'est que, de l'aveu même de Meunier, il n'est nullement pathognomonique de la rougeole et qu'il est appelé à tirer surtout sa valeur des « circonstances où on sera amené à le rechercher ». En outre, l'obligation de se servir d'une balance, et la nécessité d'opérer les pesées dans des conditions toujours identiques, de manière à ne pas commettre d'erreurs sur une différence de poids de 50 grammes par jour ou même moindres, rendront bien souvent ce procédé d'investigation d'un emploi peu pratique.

Le *signe de Combe* (de Lausanne), bien étudié dans la thèse de Renaud, consiste en une hyperleucocytose surtout polynucléaire de la période d'incubation, à laquelle fait suite une hypoleucocytose, elle aussi surtout polynucléaire, de la période exanthématique. On en voit de suite le défaut : sa recherche constitue une méthode de laboratoire, exigeant non seulement une installation et des connaissances spéciales, mais encore imposant, pour peu qu'elle doive être pratiquée chaque jour sur plusieurs douteux de rougeole, une grande perte de temps. Comme le dit M. Guinon (106), « quelle que soit la valeur de ce signe, il n'est pas véritablement clinique, parce que sa recherche est compliquée ». Enfin, on peut faire au signe de Combe un reproche analogue à celui que nous faisions tout à l'heure à celui de Meunier, c'est que la polynucléose de la période d'invasion, pas plus que la déperdition de poids, n'est en elle-même un signe pathognomonique de la rougeole, et qu'elle aussi tire surtout sa valeur des « circonstances où on sera amené à la rechercher ».

Ainsi à la période d'incubation, deux signes peuvent, *sous certaines conditions*, permettre de soupçonner la rougeole. Encore ni l'un ni l'autre n'est-il pathognomonique, ni même simplement pratique (1).

A la période *d'invasion*, les symptômes précoces de la rougeole ont du moins le mérite d'être assez nombreux, et, en tout cas, d'une observation généralement très facile.

Nous avons déjà longuement étudié les rapports du signe de Koplik avec la *fièvre*. Celle-ci est très souvent, le plus souvent même, plus précoce que celui-là. Mais est-il nécessaire d'ajouter que la fièvre, à elle seule, n'est pas pathognomonique, tandis que, sur la seule présence du Koplik, on peut et on doit affirmer la rougeole ?

Lorsque, chez un enfant surtout, la fièvre s'accompagne de *conjonctivite*, de *coryza*, de *laryngo-bronchite*, le diagnostic de rougeole est, en vérité, assez probable ; pourtant la grippe,

(1) Nous n'avons pas parlé de *l'angine pultacée*, étudiée par le Dr Saint-Philippe comme « symptôme précoce avertisseur de la rougeole ». Précédant la période d'invasion, elle se serait montrée antérieure en particulier au signe de Koplik, pouvant toutefois être encore présente au moment où apparaît ce dernier. Mais la faible fréquence de cette angine dans la rougeole (environ 15 %) ; d'autre part sa banalité en dehors d'elle, font qu'entre elles deux l'hypothèse d'une simple coïncidence — que M. Saint-Philippe lui-même n'exclut d'ailleurs pas complètement — apparaît bien plus vraisemblable que celle d'une relation de cause à effet.

voire même un simple rhume, peuvent débuter par les mêmes symptômes, et c'est là une source de fréquentes erreurs. Réciproquement, combien de laryngites prémorbilleuses ne sont-elles pas confondues avec le croup, alors que la simple inspection de la bouche, en révélant l'existence du signe de Koplik, pourrait si souvent éviter cette erreur de diagnostic.

Mais il y a mieux : non seulement les symptômes catarrhaux n'ont pas le caractère pathognomonique du signe de Koplik, mais encore, *dans un très grand nombre de cas, ils ne font leur apparition qu'après lui.* Comme il est classique de décrire l'apparition des catarrhes comme un phénomène très précoce, contemporain pour ainsi dire de la première élévation de température, une telle opinion peut apparaître quelque peu hétérodoxe. Il n'en est rien cependant, et, du jour où le signe de Koplik a été connu, l'observation des faits a amené de nombreux auteurs à se ranger à cet avis. Qu'on en juge plutôt par ces quelques exemples :

Koplik lui-même avait reconnu que son propre signe « était présent avant qu'apparaissent les symptômes de conjonctivite » (132), et que, « dans quelques cas, il apparaissait sur la muqueuse buccale avant que le coryza soit présent » (137). — Ross reconnut de même son antériorité par rapport à la conjonctivite. — Vierordt le considère comme « s'installant chronologiquement avant les autres symptômes précoces de la rougeole ». — Caiger (43), Feer, Monrad (165), Steinhardt, Wickman, Widowitz, etc., ont plusieurs fois fait le diagnostic de rougeole en se basant sur l'existence seule du signe de Koplik. — Lankford (141) écrit : « C'est le premier signe ; il apparaît de deux à cinq jours avant toute autre indication ; Lorand (152) : « Il permet le diagnostic de un à six jours avant l'exanthème, alors qu'autrefois, en se basant sur l'énanthème, la conjonctivite, le coryza, on ne pouvait établir un diagnostic de probabilité un tant soit peu sûr que deux à trois jours avant l'éruption ». — Maroney l'a constaté « dans presque la moitié des cas avant tout coryza ou conjonctivite ». — Schmid « souvent avant, le plus souvent en même temps que les autres symptômes prodromiques ». — Valagussa « généralement au début de la période fébrile, avant qu'apparaissent la conjonctivite, le coryza, la laryngite ». — Sippel pense qu'il permet le diagnostic de rougeole « déjà à la période d'incubation, avant qu'apparaissent la conjonctivite, le coryza, l'énanthème palatin » : — Biedert et Fischl s'expriment presque de la même manière. Et ainsi de suite. — De nombreuses observations existent dans la littérature, qui illustrent en quelque sorte cette précocité du Koplik, et, mieux encore, son antériorité par rapport aux différents symptômes catarrhaux. Nous en citerons quelques-unes plus loin, quand nous étudierons l'application clinique de cette précocité du Koplik à la prophylaxie de la rougeole (Cf. 3e P., ch. III).

Dès à présent cependant, nous pouvons donner les quelques indications suivantes au sujet de la précocité comparée du signe de Koplik et des symptômes cartarrhaux : Sur six cas de rougeole qu'il nous a été donné de suivre dès leur début, et où des notes furent prises spécialement sur les rapports du Koplik avec les signes catarrhaux, une seule fois la conjonctivite précéda d'un jour le signe de Koplik. Le larmoiement, d'ailleurs léger, la fièvre, l'aspect un peu endormi de la petite malade, la notion d'épidémicité firent ainsi isoler l'enfant vingt-quatre heures plus tôt que, dans ce cas particulier ne l'eût permis le Koplik. Mais, dans deux autres cas, le Koplik apparut le même jour que la toux, sans qu'il y eût encore de catarrhe oculo-nasal, et enfin, dans trois cas, avant tout symptôme catarrhal.

Ceci étant, reste à comparer la valeur du Koplik, comme symptôme précoce de la rougeole, avec celle de *l'énanthème morbilleux banal de la bouche*. Nul doute, certes, que ce dernier, depuis longtemps connu, ne soit un bon signe de la rougeole au début. Encore est-il qu'il présente les deux mêmes défauts que tout à l'heure les symptômes catarrhaux. Tout d'abord, il n'est pas pathognomonique ; l'érythème tacheté — ou tacheté d'abord et généralisé ensuite — qui le constitue, est un mode de réaction banal de la muqueuse de la bouche à diverses affections. C'est ainsi que, selon les remarques de Hirsh (116), Koplik (131, 134, 137), Ross (185), Strzelbicki, on peut observer un aspect analogue de la muqueuse dans la rubéole, la scarlatine, la grippe, et même la simple angine catarrhale ordinaire. — Le second défaut de l'énanthème banal, outre son inconstance (Guérin), est son apparition tardive. C'est ainsi que M. Guinon (10C), dans un article où il se montre, entre parenthèses, fort sévère pour le Koplik, dit, par ailleurs, que le *piqueté palatin* est « souvent très tardif et n'apparaît qu'avec l'éruption ». — Caiger (43) isola plusieurs fois des rougeoleux sur le seul signe de Koplik, sans qu'il existât, en particulier, le moindre soupçon de catarrhe buccal. — Müller vit le plus souvent les taches de Koplik apparaître dès la première moitié du stade catarrhal, alors que l'énanthème palatin n'apparut jamais que vers la fin de l'invasion. — Sippel considère l'énanthème palatin comme postérieur au Koplik. — Feer, Vucetic sont d'avis que c'est du moins là le cas le plus habituel, et nous ne pouvons nous-même que nous ranger à cet avis.

Quelques auteurs cependant estiment que la précocité du Koplik a été tout au moins exagérée, ayant constaté, disent-ils, que l'apparition de ce symptôme est, dans la majorité des cas, postérieure soit à celle des catarrhes, soit à celle de l'énanthème palatin. Tels sont Cotton, Cozzolino, Guérin, Lidmanowski, Widowitz. Ils constituent une faible minorité.

En résumé, de cette comparaison du signe de Koplik avec les différents symptômes précoces de la rougeole résulte ce double fait que lui *seul* est pathognomonique, et que, s'il n'est pas *toujours* le plus précoce d'entre eux, du moins l'est-il *dans la majorité des cas*. Pour ce double motif, le signe de Koplik est le meilleur symptôme précoce de la rougeole que nous possédions à l'heure actuelle (1).

---

(1) Il est deux signes, d'inégale valeur, tous deux décrits comme symptômes précoces de la rougeole, dont nous n'avons pas encore parlé : Ce sont le signe de Bolognini et celui de Comby. De plus, un article important et récemment paru

de Rolleston, nous oblige à dire quelques mots aussi de la question des rashs prémorbilleux.

Le signe de Bolognini, qui résulterait d'une localisation précoce de l'énanthème sur le péritoine, consiste en un froissement superficiel très fin, perceptible à la palpation de l'abdomen. Nous n'avons pas l'expérience personnelle de ce symptôme. Mais tous les auteurs qui l'on recherché (Combe, Comby, Knospel, Mariotti-Bianchi, etc.) l'ont trouvé inconstant, et, pour plusieurs d'entre eux, il se constaterait également dans diverses affections intestinales. Mariotti-Bianchi ne va-t-il pas jusqu'à le réduire à un simple borborygme ? En tout cas, il ne saurait être question de comparer sa valeur à celle du Koplik.

La stomatite érythémato-pultacée de Comby, elle, est un signe fréquent et bien connu ; elle consiste en un « enduit épithélial opalin ou blanchâtre, très mince très facile à détacher avec l'ongle », qui recouvre principalement les gencives, gonflées et rouges, mais non saignantes. Malheureusement ce signe est inconstant et très peu précoce. Il apparaît en effet le plus souvent à la fin de la période d'invasion, après les symptômes catarrhaux et l'énanthème (Guérin), d'autres fois seulement à la période d'énanthème. Enfin, et surtout, de l'aveu même de Comby, il n'est rien moins que pathognomonique. On le rencontre dans les oreillons (Guérin), la grippe et les érythèmes sériques (Guinon) ; bien souvent nous l'avons nous-même rencontré en particulier dans la scarlatine. Cependant si tous les auteurs s'accordent aujourd'hui à reconnaître que la stomatite érythémato-pultacée de Comby n'appartient pas en propre à la rougeole, quelques-uns pensent qu'elle manque toujours dans la rubéole. Or Monrad (165) dit l'avoir trouvée même dans cette affection. Quoi qu'il en soit, il n'y a pas de comparaison à faire ici non plus entre la valeur de la stomatite de Comby et celle du signe de Koplik.

Tout récemment enfin Rolleston (182 *bis*) vient d'attirer de nouveau l'attention sur les *rashs prémorbilleux*. Leur principale qualité est d'être précoces. Par rapport aux taches de Koplik, ils ont été notés 12 fois sur 24, de un demi à cinq jours avant elles ; dans les 12 autres cas, les deux phénomènes ont été observés pour la première fois le même jour. Mais les rashs ont contre eux leur inconstance et surtout leur polymorphisme, qui les fait ressembler aux affections les plus diverses et particulièrement à la scarlatine. De sorte qu'en fin de compte, s'ils peuvent faire soupçonner la rougeole, de l'aveu même de Rolleston, il ne permettent pas de l'affirmer. Il faut avoir recours, dans ce but, aux autres symptômes de la période d'invasion, et surtout aux taches de Koplik.

TROISIÈME PARTIE

APPLICATIONS CLINIQUES DU SIGNE DE KOPLIK

Nous venons de voir quelles sont les deux propriétés fondamentales du signe de Koplik. Grâce à elles, il est justiciable de diverses applications cliniques, d'un emploi absolument courant et qui en font un symptôme vraiment précieux pour la pratique médicale de tous les jours : signe pathognomonique de la rougeole, il est utilisé à ce titre pour le *diagnostic positif* et *différentiel* de cette affection ; signe précoce, il est susceptible de rendre les plus grands services en matière de *prophylaxie*. Quelques auteurs enfin lui ont reconnu une certaine *valeur pronostique* : nous verrons ce qu'il faut penser de ce point spécial.

CHAPITRE PREMIER

LE SIGNE DE KOPLIK ET LE DIAGNOSTIC POSITIF DE LA ROUGEOLE

La rougeole est susceptible de se présenter sous des aspects très divers, dans le diagnostic positif desquels le signe de Koplik, symptôme pathognomonique, invariable à travers la variabilité des formes cliniques, est à même de rendre les services les plus grands. C'est ce dont nous allons pouvoir nous rendre compte, en passant en revue les principaux facteurs de cette diversité d'allures de la maladie, facteurs que nous diviserons en deux groupes, suivant qu'ils relèvent du sujet lui-même ou de la forme clinique de la réaction morbide. Ainsi étudierons-nous successivement :

A. *Le signe de Koplik et les diverses catégories de rougeoleux.*
B. *Le signe de Koplik et les diverses formes de rougeole.*

A. — Le signe de Koplik et les diverses catégories de rougeoleux.

1. **Sexe.** — Le *sexe* n'a aucune influence sur le signe de Koplik.

2. **Age.** — De même, ce symptôme existe à peu près identique à tout *âge*. A ce point de vue cependant quelques particularités sont à signaler.

Fiori a eu l'occasion d'examiner un de ces cas, si rares, de *rougeole congénitale*. Le nouveau-né ne présentait pas le signe de Koplik ; mais aucun renseignement n'est donné sur la présence ou l'absence de ce signe chez la mère.

Chez le nourrisson jusqu'à l'âge de six mois, Balme signale qu'il est habituel de ne constater l'apparition du Koplik que lorsque l'éruption existe déjà, bien que, ajoute-t-il, il ait eu également l'occasion de le lui voir précéder. Pospischill insiste sur le maigre développement de ce signe chez le nourrisson, et Cotter l'a vu manquer chez un enfant de cinq mois, de bonne santé habituelle.

Au-dessus de l'âge de six mois, dans la seconde enfance et dans l'adolescence, le signe de Koplik existe avec tous les caractères typiques que nous lui avons décrit.

Chez l'*adulte*, il offre encore absolument les mêmes caractères. Il possède même dans ce cas une valeur diagnostique toute spéciale, en raison de l'aspect sévère qu'y présente souvent la période d'invasion et du peu de tendance qu'a le médecin, à cet âge, en l'absence de la notion d'épidimicité, de faire un diagnostic de rougeole. Voici à ce sujet quelques observations :

(Castelli). — Rachialgie intense, épistaxis, vomissements chez un malade arrivant d'une localité où la variole faisait rage. On soupçonne donc une infection variolique, quand se manifeste le signe de Koplik, suivi seulement trois jours plus tard de l'éruption morbilleuse.

(Lichtenstein, observation lui ayant été rapportée de la clinique de Heubner). — Un homme de 30 ans tombe malade avec température élevée et aspect clinique d'une typhoïde, céphalée, douleurs articulaires, diarrhée et stupeur marquée. Le cinquième jour de la maladie, le médecin chargé du service note une éruption roséoliforme, disséminée sur le tronc, etc. Accidentellement il examine la muqueuse buccale et trouve les taches de Koplik présentes. Le diagnostic de rougeole était fait, il fut pleinement confirmé par l'évolution ultérieure de la maladie.

(Libman (146). — Homme de 48 ans, malade depuis quatre jours, avec fièvre, coryza, bronchite ; depuis douze heures éruption maculo-papuleuse sur la face, la poitrine et l'abdomen. Le médecin chargé du service fait le diagnostic d'influenza avec éruption médicamenteuse (de l'antipyrine et de la phénacétine avaient été administrées). Quoiqu'il y eût une éruption typique de rougeole, le cas ne fut éclairci qu'une fois l'exanthème buccal cherché et trouvé. Un diagnostic positif de rougeole fut fait, et celui-ci confirmé par l'apparition de la rougeole chez deux des enfants du malade, deux semaines plus tard.

3. Race. — Signe de Koplik chez le nègre. — Les difficultés qui s'attachent au diagnostic de la rougeole chez le *nègre*, en raison de la peine que l'on a à reconnaître l'érythème morbilleux sur le fond noir du tégument, sont depuis longtemps connues. Depuis longtemps aussi, on a signalé les services que pouvait rendre, en cette circonstance, la recherche, sur la muqueuse de la bouche, de l'exanthème banal. Mais on dispose aujourd'hui, avec le Koplik, d'un moyen de diagnostic préférable encore. Sa valeur, à ce point de vue, a été mise en relief en France par Bacaloglu, aux Etats-Unis par Gilbert et par Hirsch (116, 117). Ce dernier signale que l'éruption morbilleuse caractéristique est rarement présente, surtout chez les Africains pur sang, et qu'il a maintes fois été embarrassé pour faire un diagnostic différentiel entre urticaire, éruption médicamenteuse, syphilide et rougeole. Suit une observation que nous résumons:

[Hirsh (116)]. Garçon soigné pour blessure par coup de feu depuis le 9 novembre 1899. Température irrégulière depuis cette époque. Le 19 janvier, céphalée ; ni toux, ni coryza. Le 24 janvier apparaît à la face une éruption, qui s'étend bientôt sur le reste du corps. C'est ce jour-là que Hirsh voit le malade pour la première fois. L'éruption est atypique, le garçon noir à ce point que la partie maculeuse de son éruption, si manifeste chez les enfants blancs, est entièrement absente. On sent mieux l'éruption qu'on ne la voit. L'examen de la bouche montre quelques taches de Koplik sur la muqueuse buccale. Les gencives inférieures présentent un dépôt de taches blanc-bleuâtre, dont quelques-unes forment par coalescence de plus grandes plaques (1). Il s'agissait d'une atteinte typique de rougeole.

B. — Le signe de Koplik et les diverses formes de rougeoles

1. Rougeoles avec anomalie des signes catarrhaux. — Nous avons déjà dit (p. 117) combien les symptômes catarrhaux étaient trompeurs et que bien souvent il font croire à une rougeole, alors qu'il s'agit d'une grippe ou d'un simple rhume. L'erreur inverse, quoique plus rare, peut être commise. Il s'agit alors de ces enfants *scrofuleux* qui ont si volontiers, avec ou sans fièvre, du coryza, du catarrhe oculaire ou de la bronchite, qu'on hésite parfois à poser chez eux un diagnostic de rougeole sur la seule présence de symptômes catarrhaux. C'est alors que le signe de Koplik est susceptible de rendre de grands services (Cf. obs. de Slawyk, p. 141), et cela d'autant plus que cette catégorie d'enfants est celle qui fournit le plus souvent les premiers infectés dans les épidémies hospitalières (Schmid).

Dans d'autres cas, il y a absence complète de signes catarrhaux. L'observation suivante en est un bel exemple.

(Bielski). — Un élève du séminaire des maîtres, âgé de 18 ans, est admis à l'hôpital le 31/I 1896, avec une polyarthrite aiguë. Du 15/II au 1/III, la température est normale, les douleurs ont disparu. — Le 1/III, T. 37° ; le soir, 37°8. — Le 2/III, 37°4 ; le malade se plaint de mal de gorge ; au moment de l'examen de la gorge,

(1) Sans doute stomatite de Comby ? (A. B.).

on n'a rien trouvé pour expliquer les douleurs ; mais sur lès deux joues on remarque l'éruption caractéristique de la rougeole. Le rhume et la toux sont absents, il n'y a rien qui rappelle la rougeole ; absence complète des symptômes prodromiques. L'éruption [jugale] est très peu développée : il y a quelques taches disséminées ; quelques autres réunies en groupes sur les joues. Alors on se rappelle qu'il y a huit jours, il y avait eu dans la même salle un malade de rougeole. Le soir, T. 39°5. — Le 3/III, T. 37°8. L'éruption [jugale] s'agrandit ; la toux et le rhume sont absents ; sur la muqueuse du nez on n'a trouvé aucune modification ; le soir, T. 39°8. — Le 4/III au matin, T. 38°3, l'éruption [exanthème] commence à apparaître sur le visage ; la toux, le rhume, la conjonctivite sont absents ; l'éruption [énanthème] existe sur la muqueuse des joues et des lèvres ; le soir, T. 39°6. — Le 5/III au matin, 38° ; l'éruption [exanthème] existe sur la poitrine, le ventre et les membres ; le soir, T. : 39°6. — Le 6/III, T. 38-39°. — Le 7/III, T. 37°6, 38°5 ; la bronchite est apparue. — Le 8/III, T. : 37°2, 38°4. — Le 9/III, T. 36°1, 36°4.

En résumé, rougeole sans signes catarrhaux, diagnostiquée le deuxième jour de l'invasion et l'avant-veille de l'exanthème par la présence du signe de Koplik (1). Si l'on songe que ces cas ne sont pas exceptionnels, et si l'on réfléchit aux dangers de contagion qui peuvent résulter de leur début insidieux, on est à même de juger l'inappréciable utilité du Koplik en pareilles circonstances.

2. Rougeoles avec anomalies des éléments éruptifs. — Il arrive parfois qu'au stade exanthématique, le médecin soit dérouté par le caractère atypique de tout ou partie des éléments éruptifs. Ainsi, dans un cas de M. le Pr Landouzy, un certain nombre de ces éléments, du type papuleux, étaient recouverts de vésicules, dont quelques-unes présentaient un léger degré d'ombilication. De même Sobel (200) parle de son embarras devant une éruption maculo-papuleuse de couleur brun-rouge,

(1) Remarquer que l'observation, antérieure à la première publication de Koplik, ne saurait contenir les mots « signe de Koplik ». Mais d'après le contexte de l'article de Bielski, dans lequel elle a paru en 1898, il ressort de la manière la plus nette que les « taches » ou que « l'éruption » qui y sont mentionnées ne sont autres que le signe qui fut plus tard désigné sous le nom de « taches de Koplik ». Cf. Historique, pp. 20-22.

ressemblant à une roséole syphilitique (1), qu'accompagnaient çà et là quelques éléments pustuleux. Mais dans ces deux faits le Koplik fut reconnu, et l'évolution de la maladie montra qu'il s'agissait bien de rougeole. Ainsi, en présence de semblables anomalies, toujours la découverte du signe pathognomonique de Koplik suffira à lever tous les doutes.

3. **Morbilli sine morbillis**. — Plusieurs auteurs ont rapporté des exemples de rougeole sans éruption, où existait le signe de Koplik. On comprend aisément quelle importance capitale acquiert, au point de vue prophylactique, dans ces cas d'un diagnostic difficile, la découverte précoce d'un tel symptôme pathognomonique.

Mais d'autre part, quand il s'agit d'une forme morbide dont l'existence même est aussi controversée que celle des *morbilli sine morbillis*, il convient d'être circonspect et de n'accepter les cas présentés comme tels qu'après mûr examen. Encore seule la connaissance de l'agent causal de la rougeole permettrait-il d'acquérir une certitude, et, à son défaut, l'on ne peut espérer davantage que d'arriver à de sérieuses probabilités. Sous cette réserve, examinons et discutons rapidement les quelques cas actuellement existant dans la science de rougeoles sans éruption, mais accompagnées du signe de Koplik.

Lankford (141), sur 129 cas où le signe de Koplik fut constaté, vit, dans chacun de ces faits, sauf deux, se développer des attaques typiques de rougeole. Dans les deux exceptions citées il ne survint aucun autre symptôme, et l'auteur ajoute qu'il est si convaincu de la valeur de ce signe de Koplik, qu'il est « persuadé que ces deux malades ont eu une très légère forme de rougeole ». Cela n'a certes rien d'impossible, mais un tel raisonnement constitue une véritable pétition de principe, qui interdit absolument de considérer le fait comme acquis.

Cotter, dans une statistique sur la date d'apparition du Koplik en fonction du premier jour d'exanthème, cite un cas de rougeole avec ce signe, mais sans éruption cutanée. Pas

(1) Cf. cette observation ci-dessous, p. 147.

d'autres détails. Mais le fait que le cas appartient à une série de 187 rougeoles observées au cours d'une grande épidémie hospitalière, rend probable la réalité de *morbilli sine morbillis*, sans permettre toutefois de les affirmer. — Au cours de cette même épidémie, un autre auteur, Maroney, put rassembler une série de 140 cas de rougeole, sur lesquels 132 présentèrent le signe de Koplik. Sur ce nombre, il y en eut deux qui n'eurent pas d'exanthème. Tous deux, est-il affirmé, avaient « indubitablement de vraies rougeoles », tous deux aussi étaient très délicats, firent de l'hyperthermie, et moururent en peu de jours. Ces deux cas, qui se présentent dans des conditions analogues à celui de Cotter, sont donc justiciables de la même appréciation que celui-ci.

Sur une série de 209 Kopliks (sur 214 rougeoles observées), Balme constata deux fois l'absence consécutive d'éruption morbilleuse. Les deux fois il se serait agi, si les renseignements fournis étaient exacts, de récidives de rougeole. Les symptômes « étaient d'une manière précise en faveur d'un diagnostic de rougeole. Tous deux avaient des taches de Koplik bien marquées — et, ajoute l'auteur, ce qui est peut-être d'une évidence plus probante encore, d'autres enfants, dans chaque famille, eurent peu après une attaque de rougeole ». — L'observation est certainement plus suggestive que les précédentes. La réalité d'une rougeole, en raison des cas consécutifs de rougeole familiale, paraît très vraisemblable. Encore se prend-on à regretter que l'auteur n'insiste pas davantage sur ces symptômes « en faveur d'un diagnostic de rougeole », et surtout qu'il ne précise pas à combien de jours d'intervalle se succédèrent, dans chaque famille, le cas de rougeole sans éruption, et les cas ultérieurs, avec éruption cette fois.

Des cas de Balme, on peut rapprocher celui de Rolleston (182) qui, lui aussi, si les renseignements fournis par la mère sont exacts, concernerait une récidive morbilleuse. Il s'agit d'un malade qui a eu la rougeole il y a un an, la scarlatine il y a cinq semaines, et qui, placé dans une salle où se sont produits plusieurs cas de rougeole, présente de la fièvre, du coryza, de la bronchite, une éruption fugitive, érythémateuse et urticarienne, qualifiée d'éruption prodromique (rash prémorbilleux), et enfin des taches de Koplik. Si l'on ajoute que Rolleston a extrait ce cas d'une série d'observations de rougeoles, indubitables celles-là, qui se sont montrées précédées précisément par des rashs prémorbilleux (182 bis), le diagnostic de *morbilli sine morbillis*, dans le fait cité, ne laissera pas que de paraître assez justifié.

Mais l'observation la plus complète est certainement celle de Falkener (73) que son auteur considère comme un « très frappant et non douteux exemple » de rougeole sans éruption. La voici :

[Falkener(73)].—Le malade était le dernier cas non immunisé dans une salle ravagée par la rougeole. Le 21 novembre 1899, il présenta d'une manière typique les symptômes précoces de la rougeole. Sa face devint légèrement bouffie ; il était irritable, endormi, mal à l'aise ; il avait une toux nettement « morbilloïde », une légère rhinorrhée, un accroissement de la salivation et une très remarquable odeur « morbilloïde » de l'haleine. Il n'y avait ni larmoiement, ni élévation de température, ni taches de Filatow (lisez : de Koplik). Le 22 novembre, il y avait une tache de Filatow très petite et peu nette sur la muqueuse buccale gauche, il y avait aussi, plus loin, en arrière, une tache blanche de nature indéterminée. Le 23 novembre, l'enfant était beaucoup mieux. Il avait de nouveau le regard plus éveillé et la toux avait disparu. Quatre taches de Filatow existaient sur la muqueuse buccale droite, réunies au même endroit. Le 24, il n'y avait plus de taches de Filatow visibles, et le 28 novembre, l'exanthème, bien que recherché avec beaucoup de soin, n'était pas apparu du tout, et l'enfant allait de nouveau tout à fait bien.

« Un cas semblable, ajoute Falkener, sans le signe pathognomonique, aurait généralement laissé quiconque dans l'incertitude, en ce qui aurait été d'établir un diagnostic correct. Mais quand on a des symptômes morbilloïdes bien marqués, associés à la présence des taches de Filatow, je pense qu'on peut rester tout à fait assuré qu'il s'agit très certainement d'un cas de rougeole, en dépit de l'absence complète de tout exanthème ».

Il faut le répéter : le propre des cas de rougeole sans éruption est de ne pouvoir être rigoureusement « démontrés ». L'exanthème manque ; le diagnostic bactériologique est actuellement impossible. Force est donc de se contenter d'un ensemble de présomptions: notion d'épidémicité, notion de contagion, signes catarrhaux, signe de Koplik : on ne peut exiger autre chose ; tout ce que l'on peut dire, c'est que, plus grand sera le nombre de ces signes présents dans un cas donné, plus forte sera la probabilité d'exactitude du diagnostic. Et c'est précisément pourquoi l'observation de Falkener nous paraît la plus probante de toutes.

En résumé, nous avons passé en revue neuf cas. Les deux de Lankford, étaient peut-être des *morbilli sine morbillis*, mais nous manquons des éléments nécessaires pour l'apprécier. Restent sept cas qui semblent bien avoir été des rougeoles sans éruption ; rangés par ordre de probabilité croissante, ce sont : un fait de Cotter, deux de Maroney, deux de Balme, un de Rolleston et surtout enfin le cas de Falkener.

4. Rougeoles atténuées. — Les rougeoles atténuées avec fièvre légère, énanthème et exanthème à peine reconnaissables, conservation de l'état général, sont souvent d'un diagnostic très délicat. On conçoit pourtant quelle importance il y a à reconnaître ces cas, puisque, si on les laisse échapper, ils peuvent devenir le point de départ d'une épidémie. C'est alors que la découverte du Koplik, en permettant d'affirmer la rougeole, rendra de signalés services. Il n'y a en effet aucun rapport entre l'intensité de ce signe et celle des autres symptômes de la maladie, et il est fréquent, dans ces cas très atténués, de le voir aussi bien développé que dans les rougeoles les plus normales. Il diffère en cela de l'énanthème banal, dont l'intensité est dans un rapport beaucoup plus étroit avec celle de l'éruption cutanée. Aussi, dire comme certains auteurs [Balme, Carr (46), Pospischill, Zahorsky (234)], que le Koplik peut manquer dans les cas de rougeole très légère, semble-t-il établir une relation de cause à effet, où il n'y a en réalité qu'une simple coïncidence, si tant est qu'il ne s'agisse pas le

plus souvent, dans ces cas, non pas de rougeole atténuée, mais bien simplement de rubéole. [Sobel (204)]. Nous avons d'ailleurs déjà insisté plus haut sur cette question (Cf. p. 90).

5. **Rougeoles chez les cachectiques. Terrain général et terrain local.** — Il ne faut pas confondre les rougeoles atténuées, qui correspondent sans doute à une virulence elle-même atténuée du virus morbilleux, avec les éruptions formées d'éléments peu nombreux, petits, pâles, parfois ecchymotiques, qu'on observe souvent chez les cachectiques de causes diverses (enfants mal nourris, rachitiques, tuberculeux, hérédo-syphilitiques, etc). Mais de tels cas cependant, ont, avec les rougeoles atténuées, un point commun : les difficultés fréquentes du diagnostic, qui tiennent cette fois au contraste entre des phénomènes éruptifs peu développés et des symptômes généraux qui peuvent être très graves. Or ici, une fois de plus, l'intensité du signe de Koplik ne correspond aucunement à celle des autres phénomènes éruptifs exanthématiques et énanthématiques de la rougeole ; et, comme nous en avons cité une observation plus haut (p. 90), il n'est pas rare de trouver un Koplik abondant chez un petit cachectique dont l'exanthème et même l'énanthème banal sont tout ce qu'il y a de plus « mal sortis ». Nous avons dit antérieurement aussi que, dans les quelques rares cas de rougeoles survenant chez des cachectiques, où le Koplik ne s'est pas trouvé présent, il ne faut pas établir entre ces deux faits un rapport de causalité ; mais que si l'état du « terrain général » ne semble pas devoir être mis en cause dans l'absence du Koplik, il n'en est peut-être pas toujours de même du « terrain local » : non pas d'ailleurs qu'il y ait là un état particulier de la muqueuse s'opposant à l'éruption du Koplik, mais simplement parce que le mauvais état de cette dernière, fréquemment recouverte d'aphtes, de muguet, et plus ou moins traumatisée, rend — mais quelquefois seulement — très difficile la découverte de ce signe. (Cf. p. 91).

6. **Rougeoles secondaires.** — Cette rougeole des cachectiques, dont nous venons de parler, n'est en somme qu'une rougeole secondaire à une affection chronique (rachitisme, tuberculose,

etc.). Mais on réserve plus volontiers cette dénomination de « rougeole secondaire », à celle qui survient chez un malade atteint depuis peu de temps d'une autre affection aiguë, pour laquelle il est encore en traitement ou dont il est seulement convalescent. Ces rougeoles secondaires qui s'abattent sur un organisme déjà épuisé par sa lutte contre la première affection, sont souvent très graves. Mais ce qui nous intéresse surtout ici, c'est que cet organisme réagissant mal, il s'en suit fréquemment, comme tout à l'heure chez les cachectiques, un caractère remarquablement insidieux et trompeur des symptômes. Les signes catarrhaux peuvent faire défaut. La température ne s'élève parfois que d'une façon négligeable, et, pour peu qu'il existe déjà un peu de fièvre du fait de la maladie primitive, on peut dire que l'entrée en scène de la rougeole, ne se traduit, sur la feuille de température, par aucune modification appréciable de la courbe. C'est ainsi, par exemple, que, dans deux cas de Libman (146), des enfants qui, du fait d'une affection antérieure avaient déjà une température de 100 à 100,5 F. (37°8 à 38°1 C.), n'eurent jamais, pendant tout le cours de la rougeole, plus de 101° F. (38°3 C.) Or précisément, dans ces deux cas, le diagnostic de la maladie fut fait sur le signe de Koplik, et les deux malades furent isolés avant l'apparition de l'exanthème.

Mais même lorsqu'au cours de la convalescence de sa première maladie, l'enfant fait une franche poussée de température, on a plutôt tendance — en dehors de la notion d'épidémicité, bien entendu — à mettre en cause quelque complication banale, qu'à soupçonner le début d'une nouvelle affection. Et si l'enfant a absorbé des médicaments, si, atteint de diphtérie, il a reçu des injections de sérum de Roux, si, gravement infecté du fait d'une broncho-pneumonie ou d'une pleurésie purulente, il résorbe ses toxines [Libman (146)], l'apparition même de l'exanthème pourra ne pas emporter la conviction, à cause de la possibilité d'une éruption médicamenteuse, sérique ou toxi-infectieuse. Que cet enfant, maintenant, se trouve dans une salle d'hôpital, et qu'hésitant sur le diagnostic on ne se décide pas à l'isoler de parti pris, voici naître dans la salle une épidémie de rougeole, qui, frappant des malades déjà soignés pour une autre cause, risquera de se manifester chez eux avec cette sévérité qui est l'apanage habituel des rougeoles secondaires.

De tels faits, qui se voient trop souvent dans les hôpitaux d'enfants, seraient facilement évitables. C'est qu'en effet, si incertains et si trompeurs que puissent être les symptômes, et particulièrement les symptômes initiaux de ces rougeoles secondaires, ils sont accompagnés, pour ainsi dire toujours, par le signe de Koplik : précoce et pathognomonique, celui-ci permet de bonne heure de les rapporter à leur véritable cause, et, ce faisant, empêche, sinon toujours, du moins le plus souvent la contagion de se propager.

7. Rougeoles associées avec une autre affection éruptive. — Exanthèmes doubles. — Lorsque la rougeole et une autre affection éruptive apparaissent chez le même sujet à assez court intervalle, pour que, pendant un laps de temps plus ou moins long, les deux éruptions coexistent sur le corps, il y a ce que l'on peut appeler avec Pospischill « exanthème double ». Ces cas, assez peu fréquents, sont d'un diagnostic délicat. L'exactitude de ce dernier est cependant une condition sine qua non pour que puissent être prises les mesures d'isolement convenables, et, ici encore, nous voyons apparaître la grande utilité du signe de Koplik.

Prenons, par exemple, le moins rare des exanthèmes doubles, celui qui résulte de la combinaison de la rougeole et de la scarlatine (*Masern-Scharlach* des Allemands). Plusieurs cas peuvent se présenter, suivant qu'au premier examen du malade les deux exanthèmes coexistent déjà, ou qu'il n'y en a encore qu'un seul. Si les deux coexistent, et que l'exanthème scarlatineux prédomine, le signe de Koplik empêchera, par exemple, que l'enfant soit dirigé sur le pavillon des scarlatineux, où il pourrait être le point de départ d'une épidémie de rougeole ; de même, si un enfant reçu comme scarlatineux et dont la bouche est quotidiennement examinée, présente un jour le signe de Koplik, on se hâtera de le faire sortir du quartier de la scarlatine, et sans doute préservera-t-on ainsi de la rougeole les autres petits hospitalisés qui se trouvaient dans la même salle. Mais si les deux cas contraires se présentent, c'est-à-dire si c'est l'exanthème scarlatin qui est moins développé que le morbilleux, ou s'il n'apparaît qu'après que l'enfant a déjà été envoyé dans une salle de rougeole, le diagnostic pourra être beaucoup plus hésitant, précisément parce qu'il n'existe pas, pour la scarlatine, un signe absolument pathognomonique de valeur comparable à celle du Koplik dans la rougeole.

Voici, pour donner une idée de ces différentes éventualités, trois observations de Hukiewicz, résumées en quelques mots :

Hukiewicz. *Obs. 1.* — (Rougeole et scarlatine concomitantes). A l'entrée, éruption caractéristique de rougeole sur le ventre et le dos, et éruption caractéristique de scarlatine sur la cuisse (face d'extension principalement). Conjonctivite et *signe de Koplik*, langue framboisée, gorge tachetée.

Obs. 2. — (Rougeole à l'entrée, scarlatine le lendemain). A l'entrée : *Koplik* distinct et exanthème morbilleux datant de la veille. Gorge fortement rouge. Le jour suivant : exanthème scarlatineux et langue framboisée. *Koplik* distinct. Gorge finement pointillée. Guérison.

Obs. 11. (Scarlatine à l'entrée, Koplik le lendemain). Enfant reçu le 20 décembre. Est tombé malade il y a trois jours avec forte fièvre et éruption maculeuse du visage, le jour suivant, saignements de nez et nausées.

20 décembre. Exanthème scarlatineux commençant un peu à pâlir. Symptômes catarrhaux, *Koplik* distinct. Gorge fortement rouge, finement tachetée.

21 décembre. Exanthème morbilleux. Mort.

Voici encore, toujours résumés, deux exemples destinés à montrer, dans d'autres variétés d'exanthèmes combinés, les services que peut rendre le Koplik, en faisant reconnaître la rougeole chez un enfant qui se présente avec les signes évidents d'une toute autre affection.

(Steinhardt : varicelle et rougeole). — Un enfant se présente à l'examen avec une éruption de varicelle ; on trouve en même temps du *Koplik*. Peu de temps après, rougeole typique.

(Hukiewicz : varicelle, scarlatine et rougeole). — Il y a deux mois rubéole ; depuis trois jours, varicelle, toux et fièvre. A l'entrée, éruption de varicelle. Sur la poitrine et les cuisses, éruption de scarlatine. Signes catarrhaux (coryza, conjonctivite). Le lendemain, Koplik abondant, et deux jours après l'apparition de ce signe, exanthème morbilleux. Guérison.

Il y avait, on le voit, dans ce dernier cas, un véritable « exanthème triple ». Terminons enfin par un cas d'éruption morbilleuse, coïncidant avec une dermatose proprement dite :

[Allen (6) : eczéma papuleux et rougeole]. — Au cours d'une éruption d'eczéma papuleux (type lichen simplex). survient un changement inflammatoire marqué. T. 105 F. (40°6 C.). Symptômes catarrhaux légers. Pas d'éruption cutanée. Tous les doutes sont levés par la découverte du Koplik.

8. **Rechutes et récidives de la rougeole.** — On sait combien est discutée la question des rechutes et des récidives de la rougeole. Aujourd'hui, on admet généralement l'existence des unes et des autres, tout en ne leur reconnaissant qu'une assez faible fréquence. Mais on conçoit quel intérêt il y aurait, pour confirmer le fait, à constater chez le même malade, à huit ou quinze jours d'intervalle (rechute), ou à quelques mois ou quelques années de distance (récidive), une éruption morbilliforme précédée, dans les deux cas, du signe pathognomonique qu'est le Koplik. Personnellement, il ne nous a été donné d'observer aucun fait de rechute ni de récidive ; quant à ceux que nous avons pu trouver dans la littérature, ils sont *tous* incomplets, en ce sens que jamais il n'est fait mention de la présence ou de l'absence du Koplik, *à la fois* à propos de la première attaque *et* à propos de la seconde (1). Dans ces conditions la question reste forcément en suspens.

Toutefois, un fait qui se présente très fréquemment, c'est que

(1) Cf. à propos des rechutes : Balme, Cioffi, Filè-Bonazzola, Kaczer, Knœspel, et, pour les récidives : Balme, Bond, Burgess, Hirsh (116), Ross (185), Rolleston, (182), Sobel (200).

les parents de l'enfant ou le malade lui-même, s'il est plus âgé, invoquent l'existence d'une rougeole antérieure pour mettre en doute l'exactitude du diagnostic actuellement porté. Dans ce cas, si le signe de Koplik est présent, il n'y a aucun compte à tenir de ces allégations, et, sans qu'on puisse pour cela se prononcer sur la correction du diagnostic porté à propos de la première affection, il est une chose que l'on doit affirmer, c'est qu'*actuellement* le malade est atteint de rougeole, et doit être soumis aux mesures prophylactiques d'usage en pareil cas. (Koplik, Bielski, von Bonsdorff).

CHAPITRE II

LE SIGNE DE KOPLIK ET LE DIAGNOSTIC DIFFÉRENTIEL DE LA ROUGEOLE.

Le diagnostic différentiel de la rougeole, si fertile en erreurs de toutes sortes, se présente dans des conditions bien différentes, suivant qu'il existe ou non une éruption.

A. — Premier groupe de cas : il n'y a pas éruption

Lorsqu'il n'y a pas d'éruption, les symptômes susceptibles d'induire le médecin en erreur sont la fièvre et les catarrhes. Si le Koplik est présent, il *s'agit indubitablement de rougeole au début* ; s'il est absent, presque tout dépend du jour de la maladie auquel il a été recherché, la probabilité en faveur d'une affection non morbilleuse augmentant à mesure que l'on s'éloigne davantage du début de l'affection. Son inexistence au troisième jour de fièvre diminue beaucoup les probabilités de rougeole ; au quatrième jour, elle les exclut *presque* complètement. Mais il est impossible de se montrer plus catégorique, car l'on doit laisser une place à l'éventualité, rare, mais réalisable, d'un Koplik à apparition tardive, ou même, plus rarement encore, d'une rougeole sans Koplik.

Plusieurs affections catarrhales, très fréquentes, sont susceptibles de devenir des causes d'erreur. Au premier rang, les simples *rhumes : coryza* ou « rhume de cerveau », *laryngo-bronchite* ou « rhume de poitrine », celui-ci souvent combiné à celui-là. L'un et l'autre s'accompagnent souvent d'un léger mouvement fébrile, de céphalée, de malaise ; quelquefois même au coryza s'associe un peu de catarrhe oculaire et de larmoiement. Il n'en faut pas tant pour inspirer la crainte d'une rougeole. Mais, quelle que soit l'intensité des catarrhes et des symptômes généraux qui les accompagnent, jamais, dans de simples rhumes, on n'observe le signe de Koplik. Ce n'est d'ailleurs pas ainsi que le problème diagnostic est le plus important à résoudre, mais bien sous sa forme opposée. Voici un enfant qui présente un léger degré de coryza, rien de plus : pas de malaise, pas la moindre réaction fébrile, du moins apparente. Rien n'est plus traître que ces cas. L'enfant paraît avoir un « commencement de rhume de cerveau », et c'est bel et bien un début de rougeole. Qu'est-ce qui permettra de le soupçonner ? La notion d'épidémicité même ne peut fournir que des probabilités. Un seul signe est pathognomonique et existe dès cette époque, c'est le Koplik.

Dans le même ordre d'idées, il peut arriver que, chez un enfant soumis au traitement ioduré, on hésite, le cas échéant, entre le diagnostic de *coryza iodique*, et celui de coryza pré-morbilleux. Slawyk et Perkel citent un exemple de ce genre, où l'apparition du Koplik fit cesser rapidement l'hésitation en faveur de la rougeole. Voici cette observation :

(Slawyk, Perkel ; obs. résumée) (1). — Marthe K, 1 an 1/4. Reçue le 12 novembre pour syphilis. Traitement ioduré. Pas de fièvre jusqu'au 10. Le 11 au soir, léger coryza (effet de l'iode ?). On cesse l'iode. Ni toux ni conjonctivite. Le 12 décembre, 37°6-39° 3; taches de Koplik distinctes sur la muqueuse des joues ; l'enfant passe à la division des maladies infectieuses. — 13 décembre : 38°5-38°6. Même état. — 14 décembre, 39°5-39°8 : enfant très agitée, rien

(1) Observation prise à la clinique de Heubner, et rapportée à peu près dans les mêmes termes par Slawyk et par Perkel.

d'autre. — 15 décembre : 39 5-39.6 ; l'après-midi, toux, photophobie ; le soir sortie de l'exanthème morbilleux. Reste de l'évolution normal.

La *laryngite striduleuse* est fréquemment l'un des signes prodromiques de la rougeole. Quelle est la valeur de ce symptôme quand il se manifeste chez un enfant ? Annonce-t-il ou n'annonce-t-il pas une infection morbilleuse ? C'est encore la présence ou l'absence du Koplik qui tranchera le diagnostic.

La laryngite striduleuse prémorbilleuse se manifeste parfois avec un degré de sévérité telle, que l'on peut croire à une *laryngite diphtérique*. De fait, bien des enfants arrivent à l'hôpital avec le diagnostic de croup, qui n'ont qu'une rougeole au début. [Balme, Falkener (73)]. Ce diagnostic erroné peut amener parfois à pratiquer une trachéotomie dont le pronostic est toujours grave, en raison de la facilité avec laquelle les petits opérés font des broncho-pneumonies, toujours redoutables, souvent mortelles. Le signe de Koplik est susceptible de rendre ici de signalés services et Balme cite précisément un cas où il permit de rectifier un diagnostic de laryngite soi-disant diphtérique, en réalité prémorbilleuse, et que l'on était sur le point de trachéotomiser.

Dans la variété catarrhale commune de la *grippe*, le début ressemble d'une manière frappante à celui de la rougeole : fièvre, coryza, rougeur des conjonctives, trochéo-bronchite, rien n'y manque. L'absence constante, dans ces cas, du signe de Koplik possède donc une très grande portée diagnostique, comme l'observation suivante permet de s'en rendre compte :

Hirsch (116). Obs. résumée. — Garçon de 9 ans ; aurait eu la rougeole dans la première enfance ; reçu pour incontinence des matières fécales et placé dans une salle où éclatent plusieurs cas de rougeole. Apyrétique jusqu'au 16 janvier, date où la température commence à monter pour atteindre le 19 janvier 105°3 F. (40.7 C.) ; pouls à 140. Céphalée, dysphagie, conjonctivite légère, toux fatigante, amygdales hypertrophiées et rouges. L'examen physique de la poitrine et de l'abdomen est négatif. Des examens répétés des muqueuses buccale et labiale, ne montrent pas de taches de Koplik. Diagnostic : la grippe. L'évolution ultérieure de la maladie confirma le diagnostic.

Il vient d'être parlé dans l'observation précédente d'hypertrophie et de rougeur des amygdales. Profitons-en pour signaler qu'à l'exception de l'angine prémorbilleuse (Cf. p. 117, note 1), aucune variété *d'amygdalite* ni *d'angine* ne s'accompagne jamais de Koplik. Michelazzi et Widowitz pourtant ont, il est vrai, signalé chacun un cas de ce genre, mais, après discussion nous avons conclu plus haut que ni l'un ni l'autre ne sauraient être admis (Cf. pp. 77 et 82).

Il est bien rare que l'invasion de la *scarlatine* présente quelque analogie avec celle de la rougeole. Pourtant le fait peut se présenter, et la recherche du Koplik, comme le montre l'observation suivante, décide du diagnostic.

Monrad (165). — Une fille de 6 ans est prise subitement de fièvre (39°5). Je la vis le même soir et constatai une angine. Le jour suivant, la température était de 38°5, l'angine sans changement et la langue suspecte, d'une rougeur scarlatineuse. Pas de conjonctive, de rhume, d'éternûments, ni de toux. Pas d'exanthème. C'est à une scarlatine au début que j'étais le plus enclin à croire, lorsque, sur une joue, je découvris les taches de Koplik. et deux jours plus tard, elle avait une rougeole typique.

Il n'est pas inutile de parler du diagnostic de la rougeole au début avec la *variole* ou la *fièvre typhoïde*. Nous avons vu en effet que la rougeole de l'adulte présentait quelquefois une période d'invasion sévère, qui pouvait faire songer à l'une ou l'autre de ces deux affections, ce dont nous avons rapporté des observations (Castelli, Lichtenstein ; Cf. ci-dessus, p. 125). Même cas est d'ailleurs susceptible de se présenter chez l'enfant comme l'indique bien le fait suivant :

Balme. — P. D.., 6 ans. Coqueluche, céphalée depuis cinq jours, pas de coryza. Il y eut quelques douleurs abdominales, de la diarrhée, et plusieurs épistaxis. La langue était chargée, l'abdomen sensible et l'on soupçonna la fièvre typhoïde. La face était colorée, et il y avait quelques taches du côté du front, etc. La présence de taches de Koplik rendit le diagnostic certain, et, le jour suivant, il y avait une abondante éruption de rougeole.

Ni dans la variole ni dans la fièvre typhoïde on ne trouve jamais les taches de Koplik.

Les enfants présentent souvent des *mouvements fébriles de cause mal connue*, au début desquels le diagnostic hésite entre plusieurs affections et peut s'arrêter parfois quelques instants à l'idée d'une rougeole ; ces états morbides ont recu des noms multiples : *embarras gastrique fébrile, fièvre éphémère, herpétique, catarrhale, de surmenage*, etc. Jamais ils ne présentent le signe de Koplik.

Enfin, pour donner une idée de la variété des erreurs auxquelles peut donner lieu le diagnostic différentiel de la rougeole au début, et des inappréciables services qu'est susceptible de rendre en cette matière le signe de Koplik, nous citerons encore cette dernière observation :

(Slawyk).— Fillette de 15 mois. Reçue le 20 novembre pour scrofule avec forte hypertrophie des ganglions cervicaux du côté droit. L'enfant est apyrétique, mais présente à l'état chronique du coryza, de la blépharite et de l'otorrhée. — 9 décembre : élévation vespérale de température ; 39°5. Pas d'autres symptômes morbides ; la cavité buccale examinée à la lampe est normale. — 10 décembre : quelques taches de Koplik sur la joue droite. — 11 décembre : le coryza augmente un peu et l'oreille droite coule plus fort ; les ganglions du cou, un peu plus gros, donnent une sensation confuse de fluctuation ; quelques taches rouge pâle, comme lavées, sont visibles sur la nuque et le dos. — 12 décembre : la température s'élève à 40°4 ; le Koplik est distinct ; l'éruption n'a pas augmenté. — 15 décembre, râles dans les deux poumons ; enfant pâle, apathique ; on ordonne un enveloppement sinapisé. — 16 décembre : éruption typique de rougeole sur le tronc ; plus tard également aux extrémités. — 18 décembre : pneumonie catarrhale grave ; Koplik encore visible ; éruption cutanée rouge-bleuâtre. — 19 décembre : Exitus. — Observation : sans les taches de Koplik, le diagnostic aurait sûrement longtemps hésité entre mastoïdite, fonte des ganglions cervicaux et généralisation des bacilles tuberculeux.

B. — Deuxième groupe de cas : il y a une éruption.

Il existe, chez les enfants surtout, un grand nombre d'exanthèmes susceptibles d'être confondus avec celui de la rougeole :

dans aucun d'eux n'existe le signe de Koplik, et c'est dire l'importance capitale de ce dernier dans le diagnostic des éruptions morbilliformes. Mais encore ici faut-il toujours distinguer deux cas : si le signe de Koplik est présent, *il s'agit indubitablement de rougeole* ; s'il est absent, tout dépend du nombre de jours écoulés depuis l'apparition de l'exanthème. Si celle-ci a eu lieu le jour même du premier examen du malade, l'inexistence du signe équivaut *presque* à l'inexistence de la rougeole : il n'y a de très légères réserves à faire que pour les cas exceptionnels de Koplik à disparition prématurée, ou de rougeole sans Koplik. L'absence du signe pathognomonique le lendemain de l'apparition de l'exanthème a encore une valeur négative très forte. Mais, le troisième jour, le signe n'existant plus que dans 50 °/₀ des cas, sa non-constatation n'a plus qu'une valeur assez réduite, et, à partir du quatrième jour enfin, il n'y a plus guère à en tenir compte.

Deux points méritent d'être précisés. Remarquons d'abord qu'on ne connaît d'habitude la date d'apparition de l'exanthème que par ce qu'en disent les parents de l'enfant. Mais ceux-ci ne remarquent ordinairement l'éruption que lorsqu'elle est franchement apparente au visage, alors que fréquemment elle existait déjà la veille, en certains points d'élection moins directement accessibles au regard : à la région rétro-auriculaire, par exemple. On risque donc de croire un malade au premier jour de son éruption, alors que celle-ci existe déjà depuis un jour ou plus, et d'attribuer ainsi inexactement à l'absence du Koplik une valeur négative qu'elle ne possède pas.

Par contre, lorsque le Koplik a disparu, il est quelquefois possible d'en faire encore vingt-quatre heures plus tard une sorte de diagnostic rétrospectif. Souvent, en effet, quelques éléments laissent après eux, sur la muqueuse, une petite suffusion hémorrhagique punctiforme. Nous avons dit, il est vrai que de petites taches toutes semblables pouvaient exister que n'avait jamais précédées aucun Koplik (p. 54); elles ne sauraient donc donner la certitude que ce signe a existé, mais elles en fournissent cependant de fortes présomptions. Encore est-il un signe dont la valeur est beaucoup plus grande : C'est cet *aspect dépoli de la muqueuse* sur lequel nous avons longuement insisté (p. 39). — Ne l'ayant jamais rencontré en dehors du Koplik, nous croyons qu'on est autorisé à établir d'après lui un diagnostic rétrospectif de ce signe.

De toutes les maladies à éruption morbilliforme, aucune ne ressemble d'aussi près à la rougeole que la *rubéole* ; aussi le caractère pathognomonique du signe de Koplik est-il particulièrement précieux quand il s'agit de différencier ces deux maladies, et est-ce là un point sur lequel se plaisent à insister la plupart des auteurs. Nous ne reviendrons pas sur les observations opposées par Müller et Widowitz (pp. 78-81) ; elles ont été longuement discutées et ne sont, de loin pas, de nature à imposer la conviction. En face d'elles, au contraire s'élèvent les innombrables attestations de tous les auteurs qui jamais, dans la rubéole, n'ont rencontré le signe de Koplik (1), et aussi les recherches spéciales de Pospischill et de Koplik lui-même, qui ont étudié avec un soin tout particulier cette question de la valeur diagnostique différentielle du signe de Koplik dans le cas qui nous occupe. Voici notamment comment s'explique Koplik (134) : « Beaucoup de cas de rubéole dans une récente série de faits observés ici à Nev-York, dans ma pratique hospitalière et privée, ont ressemblé de si près à la rougeole, que beaucoup de praticiens, les étudiant avec moi, en ont d'abord fait de véritables rougeoles. Nous nous sommes donné beaucoup de peine pour étudier tous ces cas, et j'ai trouvé que c'étaient de classiques rubéoles. L'exanthème

---

(1). Voici un relevé des auteurs qui accordent au signe de Koplik la valeur d'un symptôme diagnostique différentiel entre la rougeole et la rubéole : Allen (6), Baümler, Biedert et Fischl, Biro, Bielski, von Bonsdorff (2 cas) Brüning, Caiger (42,43), Carr (46), Comby (57), Craik, Dillingham, Ersche (23 cas), Falkener (31 cas) Feer (37 cas), Frühwald, Guérin (9 cas), Heubner (114), Hirsh (117), Howland (30 cas), Jacobi, Koplik (131, 132, 134 à 137), La Fetra (139), Legrand, Lichtenstein, Lorand (152), Manasse (155), Maroney, Monrad (165), Perkel, Pospischill, Ross (185, 187), Rüdel, Schmid, Sippel, Slawyk, Sobel (201-203), Schwalbe, Unger, Valagussa, Vucetic, Wickman, W. Williams (229 à 231), Zabriskie.

disparaissait en deux ou trois jours, ne laissant pas de pigmentation ni de desquamation. La fièvre, d'abord à 102° [38.9 C.], retombait rapidement à la normale. Il n'y avait ni séquelles ni complications. Il y avait en tout point correspondance avec les descriptions de Thomas. Dans tous ces cas les taches de rougeole (lisez : de Koplik) étaient *invariablement absentes*.. ». Et l'auteur ajoute : «... Ceci me prouva aussi que la rubéole est une maladie *sui generis*, distincte de la rougeole.

Est-ce à dire que l'on soit autorisé, en cas d'hésitation entre rougeole et rubéole, à affirmer cette dernière en se basant sur le seul fait de l'absence du Koplik ? Non pas. D'abord, dans la rougeole, le Koplik peut, exceptionnellement il est vrai, faire défaut. Il est aussi susceptible de disparaître précocement le lendemain de l'apparition de l'exanthème, par exemple ; et pour peu que les symptômes catarrhaux soient légers et la température peu élevée, le malade, s'il est vu pour la première fois, suggère facilement le diagnostic erroné de rubéole [Zahorsky (234)]. Il faut aussi prévoir le cas où une éruption morbilliforme, de cause quelconque, médicamenteuse, par exemple, viendrait, par hasard, à coïncider chez le même malade avec l'existence de symptômes catarrhaux légers. Autant de circonstances où, on le voit, l'absence de Koplik, en dépit des apparences, ne signifie nullement rubéole.

L'absence de Koplik, à elle seule, ne suffit donc pas à trancher le diagnostic entre rougeole et rubéole ; mais il constitue en faveur de cette dernière, un puissant élément de présomption, que la coïncidence de cet autre symptôme très important qu'est l'adénopathie cervicale, transforme presque en signe de certitude [Biedert et Fischl, W. Williams (230)].

L'éruption de la *scarlatine* prête beaucoup moins à confusion avec celle de la rougeole que celle de la rubéole ; encore n'est-il pas rare de se trouver de temps à autre devant un cas embarrassant soit de scarlatine ressemblant à une rougeole, soit, plus souvent, de rougeole simulant l'exanthème scarlatineux, ou encore de *rash prémorbilleux scarlatiniforme* [Rolleston (182 bis)]. L'absence du Koplik dans le premier cas (1) et surtout sa présence dans le second et le troisième, seront alors du plus grand secours pour le diagnostic.

Pospischill (175 bis) et surtout Schaw ont récemment insisté sur l'absence du Koplik dans le *Megalerythema epidemicum* ;il n'a jamais été vu non plus dans la « quatrième maladie » de Dukes.

Bien différents l'un de l'autre sont l'exanthème de la rougeole et celui de la *varicelle*, aussi ne signalerons-nous que pour mémoire, dans cette dernière, l'absence du Koplik [Sobel (201)] (2).

Il manque de même dans la *variole* [Biedert et Fischl, Castelli, Feer, Loránd, (152), Vucetic]. — La *vaccine généralisée*, quand elle est du type urticarien ou qu'elle revêt les caractères de l'érythème polymorphe, serait susceptible, d'après Sobel (201), de suggérer l'idée de rougeole. Dans un grand nombre de cas vus par cet auteur, le Koplik fit toujours défaut Il en fut de même dans les cas de *vaccine normale* [Sobel (200)].

Dans quelques cas, à vrai dire exceptionnels, mais toujours embarrassants, la *roséole de la fièvre typhoïde* peut être si intense qu'elle fait naître dans l'esprit l'idée d'une rougeole. Réciproquement une véritable rougeole peut survenir en pleine évolution typhique, et être prise pour une éruption de taches rosées. C'est un cas de ce genre que rapporte Koplik (132). Il est bien fait pour mettre en relief l'importance dans ce cas du signe pathognomonique décrit par cet auteur dans la seule rougeole.

Koplik (132). — Enfant de 8 ans, du sexe féminin, atteint de fièvre typhoïde. Vue en consultation, au milieu de la troisième semaine, pour une attaque bien développée et bien caractérisée de cette maladie. Elle allait assez bien, et sa température était tombée à 101 F. [38°3 C.]. Il y avait eu roséole au début ; la rate

(1) Baümler, Biedert et Fischl, Bielski, von Bonsdorff, Caiger (42), Hirsh (117), Koplik (130 à 132, 137), Lankford (141), Lorand (152), Manasse (156), Maroney, Monrad (165), Rolly (183), Ross (185), Sobel (201), Soltman, Valagussa, Wickman.

(2) En ce qui concerne le fait contraire rapporté par Weill, Cf. ci-dessus p. 78.

était augmentée de volume ; il y avait en diarrhée et réaction de Widal. Soudain sa température monte à 103° et demi F. [39°,4 C.], son corps se couvre d'une roséole et ses yeux deviennent rouges. Le médecin était embarrassé pour savoir si l'éruption était une roséole typhique récurrente ou quelque chose d'autre. L'examen de la muqueuse montra les taches de rougeole plus haut décrites. Le cas était dès lors une fièvre typhoïde, compliquée par une infection morbilleuse, survenue à la troisième semaine de la fièvre typhoïde.

Pas plus que dans la fièvre typhoïde, le Koplik n'a été trouvé dans le *typhus exanthématique* ou *fièvre pétéchiale* [Loránd [152] Vucetic].

On sait encore combien sont embarrassantes les éruptions que l'on voit parfois survenir au cours de la *grippe*. Déjà à sa période de début, par ses signes catarrhaux, cette affection est souvent difficile à diagnostiquer de la rougeole ; s'il vient encore s'y ajouter un exanthème morbilliforme, on conçoit dans quelle perplexité peut se trouver placé le médecin : mais s'il sait que jamais au cours de la grippe, même compliquée d'exanthème, ne se rencontre le signe de Koplik [Sobel (201), Zahorsky (234), Pacchioni, Lichtenstein], son hésitation sera de courte durée.

Si des infections aiguës nous passons aux chroniques, c'est surtout dans la *syphilis* que nous trouvons des manifestations exanthématiques susceptibles, dans certaines circonstances, de prêter à confusion avec la rougeole. Mais ni dans la *syphilis acquise* [Libman (146, 147), Sobel (200, 201), Vucetic], ni dans la *syphilis congénitale* [Sobel (200), Zahorsky (234)] n'existe le signe de Koplik. Voici deux observations qui montreront l'importance de son rôle dans deux cas où l'hypothèse d'une roséole syphilitique avait été émise à tort :

[Libman (146)]. Homme de 22 ans. A eu, six semaines auparavant une ulcération du pénis, diagnostiquée chancre induré. Il présente actuellement, sur presque tout le corps, une éruption consistant en macules et maculo-papules. Il a aussi du coryza et de la conjonctivite. A cause de son histoire, et nonobstant que l'éruption ressemble assurément à la rougeole, le médecin de la famille a considéré celle-ci comme une syphilide secondaire. La présence de taches de Koplik rend le diagnostic évident. Le diagnostic fut confirmé par un éminent dermatologiste, et, ultérieurement, les événements prouvèrent son exactitude.

[Sobel (200) Obs. résumée]. Max G..., 15 ans, vient consulter le 19 août 1898. Il est malade depuis le 15 : malaise, lassitude générale. Pas de symptômes catarrhaux. Le 18, il s'aperçoit d'une éruption siégeant à la face, généralisée le lendemain à tout le corps et aux membres et non prurigineuse. A l'inspection, les avant-bras présentaient une éruption maculeuse, brun-rouge, qui, au premier coup d'œil, suggérait l'idée d'une syphilide. En fait nous penchions beaucoup vers un diagnostic de syphilide maculeuse, et l'existence d'une légère hypertrophie épitrochléenne droite semblait fortifier notre supposition, mais les autres ganglions étaient normaux et rien de suspect n'existait dans les antécédents. A un examen ultérieur, on pensa successivement soit, d'après l'aspect des avant-bras, à un commencement de pityriasis rosea ou d'herpes tonsurans maculosus et squamosus (Hebra), soit, d'après celui de la face, qui était du type maculo-papuleux avec çà et là une pustule, à une éruption médicamenteuse : mais aucune drogue n'avait été récemment prise. Sur la poitrine, il n'existait rien que quelques macules et papules sans caractère, et c'est seulement à l'examen de la partie inférieure de l'abdomen que l'aspect de l'éruption suggéra l'idée d'une rougeole. La muqueuse buccale, aussitôt examinée, révéla l'existence d'un Koplik abondant, dont le diagnostic fut confirmé par Koplik lui-même. L'interrogatoire révéla alors que le frère du malade était convalescent de rougeole et l'évolution ultérieure montra qu'il s'agissait bien d'une infection morbilleuse.

A côté des maladies bien classées que nous venons de passer en revue, il n'est guère d'états infectieux qui ne soient susceptibles de s'accompagner d'exanthèmes divers, revêtant parfois le caractère morbilliforme. C'est ainsi qu'il peut y avoir matière dans certaines *éruptions d'origine septique*, à sérieuse hésitation. Voici par exemple, un enfant atteint de pleurésie purulente ; une éruption morbilliforme apparaît : est-elle liée à la résorption de produits septiques ? S'agit-il d'une rougeole atypique ? Examinons la muqueuse buccale : jamais, s'il s'agit d'éruption d'origine septique, il ne s'y trouvera de Koplik [Libman (146), Lorand (152), Perkel, Vucetic, Caiger (143)].

De cette catégorie d'exanthèmes on peut rapprocher ceux qui reconnaissent une *origine gastro-intestinale* : « Il est assez » fréquent, écrit M. le Pr Roger (1), de voir arriver dans notre » service, comme atteints de rougeole, de jeunes enfants n'ayant » parfois que quelques semaines, et présentant un peu de fièvre » et une éruption rubéoliforme. Un examen plus attentif montre » que l'éruption est liée à des troubles digestifs ». Bacaloglu a étudié ces cas au point de vue du Koplik : jamais il ne l'y a rencontré.

Pas plus, d'ailleurs, dans les éruptions d'origine purement *toxique*, que dans celles qui sont sous la dépendance d'une toxi-infection, ne s'observe le symptôme de Koplik. En particulier, jamais il n'a été observé dans aucune espèce *d'éruption médicamenteuse* : quinine, quinquina, antypirine, phénacétine, chloral, copahu, bromures, iodures, etc. (2).

Nous avons cité plus haut une observation de Libman (p. 125) et une autre de Slawyk et de Perkel (p. 138), où la possibilité d'une éruption médicamenteuse dans le premier cas, d'un coryza iodique dans le second, fut éliminée grâce au Koplik. Citons encore un exemple de cette catégorie de faits :

(Slawyk, obs. résumée). Enfant de 5 mois et demi. Coqueluche grave, traitée par l'antipyrine. Brusquement, élévation de température à 38°1, battement des ailes du nez, rhume, quelques taches de Koplik. Le lendemain éruption morbilliforme non distincte (sans les taches de Koplik on aurait pu être tenté de penser à une éruption antipyrinique), bronchite grave. Le surlendemain, éruption morbilleuse devenue distincte. Ultérieurement pneumonie catarrhale grave, et mort quinze jours après le début de la rougeole.

Voici maintenant le cas opposé : l'absence de Koplik faisant éliminer l'hypothèse de rougeole :

[Sobel (200)]. Je me rappelle parfaitement trois cas d'éruption

(1) H. Roger. Etude clinique sur quelques maladies infectieuses, d'après les observations recueillies à l'hôpital de la Porte d'Aubervillers, pendant l'année 1899. (Rev. de médecine. Paris, mai 1900, p. 403).

(2) Biedert et Fischl, von Bonsdorff, Guérin, Hirsh (117), Koplik (131, 132), Libman (146 à 148), Lichtenstein, Lorand (152), Perkel, Schmid, Sippel, Sobel (200, 201), Soltmann, Zahorsky (234).

médicamenteuse chez des adultes qui présentaient une éruption typique de rougeole. Les taches de Koplik étaient absentes et un interrogatoire plus serré apprit que les malades, atteints de gonorrhée, s'étaient procuré « une médecine » chez un pharmacien. La description de cette « médecine » correspondait à la mixture de Lafayette, et, en conséquence, le diagnostic *d'éruption copahique* était fait.

On a décrit en Angleterre et en Amérique sous le nom *d'erythema enematogenes* ou *d'enema rashes*, des érythèmes, d'ailleurs assez rares, qui surviendraient chez les enfants après l'administration de lavements. Ils peuvent revêtir, entre autres, le type morbilliforme, et se distinguent alors de l'exanthème morbilleux par l'absence de signe de Koplik. [Libman (148)].

Les éruptions consécutives aux injections de sérums antitoxiques sont susceptibles elles aussi de donner lieu à des exanthèmes morbilliformes, s'accompagnant souvent de symptômes généraux plus ou moins marqués, et particulièrement d'élévation de la température. C'est ainsi qu'assez souvent, dans les services de diphtérie, on a à faire le diagnostic différentiel entre rougeole secondaire et éruption sérique. Or jamais une éruption antitoxique d'aucune sorte ne s'accompagne du signe de Koplik (1).

Voici, par exemple, une observation d'exanthème sérique morbilliforme, reconnue par l'absence de ce symptôme.

(Knœspel). 22 juin 1898. P. K., 7 ans, croup grave ; en 36 heures reçoit 1.000 unités antitoxiques de sérum. Complication par bronchite et broncho-pneumonie. Evolution finalement favorable. Défervescence au dixième jour. Le quinzième jour de son entrée, érythème papulo-maculeux : figure, tronc, partie supérieure des bras et des cuisses. En même temps, légère conjonctivite, râles disséminés de bronchite dans les deux poumons, mais qui toutefois persistaient depuis l'extinction de la broncho-pneumonie.

Au commencement de l'exanthème, T. 39°. Pas de Koplik. Défervescence le lendemain. Exanthème disparu. Reconvalescence

(1) Falkener (73), Feer, Knœspel, Koplik (137), La Fetra, Libman (146-148) Lorand (152), Muir, Perkel, Pospischill, Sobel (201), Zahorsy (234).

sans incident. Dans ce cas l'absence des taches de Koplik ne permit pas de douter qu'il s'agît d'exanthème sérique morbilliforme, ce que confirma l'évolution ultérieure.

Voici maintenant un exemple du cas contraire :

(La Fetra (38). obs. résumée). Une enfant de 6 ans est reçue le 15 mars pour diphtérie nasale propagée au pharynx et est traitée par le sérum antidiphtérique. Le quatrième jour, l'amélioration était très sensible. Mais le 21 mars, la température, qui oscillait jusque-là de 100 à 102 F. (37°8-38°9 C.), monta à 103° F. (39°4 C.), et un érythème atypique apparut sur l'abdomen près du lieu d'injection d'antitoxine ; il y avait aussi de l'érythème sur le cou. Il n'y avait ni coryza, ni laryngite, ni bronchite. La question était de savoir s'il s'agissait d'éruption antitoxique, ou de rougeole, ou de tous les deux à la fois. Le cas était d'autant plus difficile que l'éruption était atypique, par son aspect et sa distribution, et qu'il n'y avait pas de symptômes catarrhaux. A l'intérieur des joues toutefois on trouva quelques taches de Koplik. Or le lendemain l'éruption était typique, bien qu'accompagnée d'un degré inaccoutumé d'œdème ; et après avoir fait une rougeole hyperthermique très grave, où la température s'éleva jusqu'à 107° F. (41°6, C.), l'enfant finit par guérir.

Ayant ainsi passé en revue les principaux exanthèmes d'origine infectieuse ou toxique, nous allons considérer en bloc, d'une manière un peu artificielle, mais commode pour la description, tout cet ensemble de maladies que, sans s'occuper de la notion étiologique, il est d'usage de grouper sous le nom *d'affections de la peau* : disons de suite que jamais, dans aucune d'elles, le Koplik n'a été trouvé. En particulier cette recherche a été faite avec un résultat négatif dans *l'urticaire* [von Bonsdorff, Koplik (131, 132), Sobel (201)], dans *l'érythème polymorphe* [von Bonsdorff, Koplik (131), Falkener (73), Sobel (201), Lichtenstein], et enfin par Sobel (200, 202), dans la longue liste de maladies suivantes : *acné vulgaire, eczéma* (*impétigineux, intertrigineux, mycosique, séborrhéique*), *érysipèle, furonculose, gale, impetigo simplex et contagiosa, herpes simplex, miliaire, pédiculose des vêtements et du corps, pityriasis maculata et circinata ou pityriasis rosea, purpura smplex et hemorragica, psoriasis, trichophytie*. Avec la plupart de ces affections d'ailleurs, le diagnostic de rougeole n'est jamais en balance ; aussi, avec Sobel, n'insisterons-nous que sur trois d'entre elles : la miliaire, l'urticaire et l'érythème polymorphe.

La *miliaire*, dans les cas typiques, est bien différente de la rougeole. Dans quelques cas cependant, dit Sobel (200,201), lorsque l'éruption à la face est très confluente, les paupières peuvent être gonflées, il existe quelquefois un peu de photophobie, de conjonctivite, de coryza même, et le diagnostic n'est pas toujours facile : l'examen de la bouche, révélant l'absence du signe de Koplik, lèvera toute espèce de doute.

L'urticaire peut dans certains cas faire songer à la rougeole ; et si son apparition soudaine, la saillie bien nette des éléments éruptifs, leur caractère éphémère, l'existence de démangeaisons, le manque de signes généraux ne suffisaient pas à décider du diagnostic, on trouverait dans l'absence du Koplik le signe différentiel le plus précieux.

L'érythème polymorphe s'annonce volontiers par des phénomènes généraux auxquels fait suite l'éruption, qui, chez l'enfant, débute assez souvent par la face. Aussi n'est-il pas rare de voir la mère faire chercher en hâte le médecin, pour lui demander s'il ne s'agit pas de rougeole et s'il ne faut pas isoler de suite le petit malade. En général, pour peu qu'on ait eu l'occasion de voir quelques cas d'érythème polymorphe, on ne sera guère embarrassé pour formuler un diagnostic. Si cependant le médecin n'est pas suffisamment familiarisé avec les aspects de cette affection, c'est ici encore l'état de la muqueuse buccale qui décidera du diagnostic.

En résumé, dans aucune des maladies autres que la rougeole que caractérise à un moment donné de leur évolution une éruption cutanée, n'existe, ni avant ni après l'apparition de celle-ci, le signe de Koplik.

Mais on peut généraliser davantage et dire : *le signe de Koplik n'existe dans aucune autre maladie que la rougeole*. Sur des milliers d'examens de la bouche pratiqués à l'hôpital Trousseau, chez des malades présentant toutes les variétés d'affections que l'on peut rencontrer dans un important hôpital d'enfants, jamais nous n'avons pu trouver une seule exception à cette règle. C'est ainsi, pour rappeler un fait dont nous avons déjà une fois invoqué le témoignage (Cf. p. 85), qu'à la sélection des enfants amenés à la consultation de l'hôpital — sélection qui a pour but d'éviter, par un isolement immédiat des contagieux, la contamination des autres enfants dans la salle d'attente commune — que sur un total de 1468 examens, pratiqués sur des malades atteints des affections les plus diverses, les seuls qui ont révélé l'existence du Koplik furent ceux qui ont porté sur des enfants atteints de rougeole.

Il n'est donc pas exagéré de dire que le Koplik rend, dans le diagnostic différentiel de la rougeole, les services les plus précieux.

CHAPITRE III

LE SIGNE DE KOPLIK ET LE DIAGNOSTIC PRÉCOCE DE LA ROUGEOLE. — VALEUR PROPHYLACTIQUE DU SIGNE DE KOPLIK.

Qu'il soit de la plus haute nécessité d'établir très précocement le diagnostic de rougeole est une vérité devenue un lieu commun. Cette affection n'est nullement, en effet, le mal toujours léger et sans importance que s'imaginent beaucoup de parents. De 1880 à 1893, il mourait à Paris environ 200 rougeoleux par an, et de 1896 à 1900 encore 830 (Comby). Aux Etats-Unis, il y eut, en 1900, 12.866 décès de rougeole, deux fois plus que par scarlatine, trois fois et demi plus que par variole (Newcomb). Il est inutile d'insister. Il est bien connu aussi que la gravité n'est pas la même en toutes circonstances ; la rougeole est une maladie redoutable dans la première enfance, généralement bénigne dans la seconde et pendant l'adolescence ; son pronostic, très favorable quand elle atteint des enfants sains et vigoureux (rougeole primitive), doit être réservé quand elle frappe des débiles, atteints déjà ou non de quelque autre maladie (rougeole secondaire). Les épidémies de crèches et de services hospitaliers seront donc parmi les plus graves ; mais il en pourra surgir dans bien d'autres circonstances encore, bénignes ou malignes au gré d'une foule de circonstances : épidémies de familles, d'établissements d'instruction, de casernes, etc.

Pour lutter contre elles, pour enrayer leur développement, il n'est qu'un moyen : *l'isolement*. Mais encore, pour ce faire, faut-il être sûr que le malade a bien la rougeole, et c'est là précisément que gît la difficulté : car, on le sait bien, c'est à sa période d'invasion que la maladie est au plus haut point contagieuse, — à sa période d'invasion où aucun des signes classiquement décrits ne permet d'affirmer d'une manière catégorique l'existence d'une infection morbilleuse. Que faudrait-il donc pour dépister, dès cette époque, une maladie dont on a dit que la contagiosité précoce était absolument désespérante ? Simplement un signe qui fût à la fois *pathognomonique* et *précoce*, et nous savons que le Koplik est *le seul* qui remplisse à la fois cette double condition.

Que l'on se place au point de vue de la pratique privée ou de la pratique hospitalière, l'utilité du signe du Koplik, dans le diagnostic précoce et la prophylaxie de la rougeole, est aussi considérable.

Dans la *pratique privée*, le médecin est exposé à deux sortes de fautes. La moins grave est celle-ci : appelé près d'un enfant qui présente des symptômes catarrhaux fébriles et n'a pas encore eu la rougeole, il ne pense qu'à cette dernière, et n'hésite pas à prendre les mesures d'isolement les plus rigoureuses, en dépit du véritable bouleversement domestique qui ne manque guère d'en résulter, surtout dans une famille nombreuse. Puis, très vite, l'évolution ultérieure montre qu'il ne s'agissait pas du tout de rougeole, mais par exemple, d'une grippe, ou simplement d'un fort rhume. Du moins, en pareil cas, la réputation du médecin est-elle seule à souffrir de l'erreur commise.

Mais les choses peuvent se passer différemment : le médecin, toujours appelé dans les mêmes conditions, réserve son diagnostic, et, aux parents qui le pressent de se prononcer sur l'existence de la rougeole, répond : « Je ne puis encore rien dire ; il faut attendre ». Ce n'est quelquefois qu'au bout de deux, trois ou quatre jours, alors qu'apparaissent les premières taches sur la peau, que, sûr enfin de son diagnostic, il se décide à faire isoler l'enfant. Mais alors, sans parler du mécontentement causé par ce diagnostic trop tardif, il arrive que l'enfant est isolé trop tard, quand il a déjà contaminé frères, sœurs, camarades de jeux ; en un mot, quand presque tout le mal est déjà fait.

Qu'arrive-t-il, dans des cas analogues, si l'on recherche le Koplik ? C'est toujours la même alternative. Le signe peut être absent ; nous savons en effet, que, pour précoce qu'il soit, il n'est pas toujours présent dès les premières heures de l'invasion. L'incertitude du médecin durera alors jusqu'à ce qu'un nouvel examen lui en ait révélé l'existence. Si le signe doit apparaître, en effet, il le fera dans l'immense majorité des cas d'une manière précoce ; on sera donc en tout cas fixé de bien meilleure heure que s'il avait fallu attendre, comme précédemment, l'apparition des premières taches sur la peau. Pendant la courte durée de cette période d'hésitation, les risques de contagion, pour avoir été réels, n'en auront pas moins été considérablement réduits : nous reviendrons d'ailleurs dans un instant sur ce point. Et si le Koplik ne doit pas apparaître, l'incertitude que laissent après eux les premiers examens négatifs, pour désagréale qu'elle soit, n'aura du moins pas de conséquences fâcheuses, puisque, sauf très rares exceptions, il ne s'agira pas alors de rougeole.

Mais voici, au contraire, le cas, où, dès le premier examen, le signe de Koplik a été reconnu. De ce moment tout change : n'y eût-il que des symptômes catarrhaux extrêmement légers ou même nuls, n'y eût-il pas même d'élévation de température, le diagnostic de rougeole est *absolument sûr* ; l'éruption ne sortira peut-être que dans deux, trois, quatre jours, pendant lesquels les parents seront souvent persuadés d'une erreur de diagnostic : elle sortira *certainement*, et l'on n'en saura que plus de gré au médecin d'avoir annoncé la rougeole, alors que si peu de symptômes semblaient l'indiquer, d'avoir pris des mesures d'isolement en conséquence, et préservé ainsi de la contagion tout le petit monde qui frayait journellement avec le malade.

A ce titre, l'observation qui suit est intéressante :

Valugussa, (Obs. résumée). Un enfant de 2 ans est atteint de diphtérie laryngée traitée par le sérum, et son état, déjà grave, vient se compliquer d'une très sévère broncho-pneumonie. Finalement il entre cependant en convalescence. Cet enfant avait deux frères qui furent isolés dès le début du croup et rentrèrent à la maison, préalablement désinfectée, dès que le malade fut entré en convalescence. Ils reçoivent tous deux à ce moment une injection préventive de sérum. Leur famille, qui examinait systématiquement leur gorge, observa un jour sur la muqueuse jugale de l'un d'eux de petites taches blanchâtres, dont l'apparition avait coïncidé avec un petit mouvement fébrile. Le signe de Koplik était évident. D'accord avec son maître Concetti, Valagussa fait immédiatement éloigner de Rome l'enfant qui avait été atteint de croup et de broncho-pneumonie, et réussit à le sauver de l'infection morbilleuse, qui, certainement, lui eût été fatale. Les deux autres frères furent tous deux atteints de rougeole.

Dans la *pratique hospitalière*, la haute valeur du Koplik en tant que symptôme précoce de la rougeole, trouve son application dans deux circonstances principales : dans les services de consultation et dans les salles de malades non morbilleux où a éclaté par hasard un cas de rougeole.

A Paris, les enfants qui sont amenés à l'hôpital, soit pour y être laissés en traitement, soit pour y recevoir une simple consultation médicale, ne sont pas introduits directement dans la salle d'attente commune, mais défilent au fur et à mesure de leur arrivée devant un externe dont le rôle se borne à rechercher s'ils sont atteints ou non d'une maladie contagieuse. C'est là le service de « sélection » auquel il a déjà été fait allusion tout à l'heure. Les malades non contagieux passent immédiatement dans la grande salle d'attente, tandis que les contagieux, au contraire, sont isolés dans des box individuels, où le médecin les examinera un peu plus tard. Ce que l'on s'efforce ainsi de réaliser, c'est l'isolement aussi précoce que possible, dès la porte même de l'hôpital en quelque sorte, des enfants atteints de maladies contagieuses. — La recherche de ces dernières est en général pratiquée de la façon suivante : la gorge est examinée en vue de la dipthérie, la surface cutanée en vue des fièvres éruptives ; les parents sont interrogés relativement à une coqueluche possible.

Qu'advient-il des rougeoleux soumis à cet examen ? S'ils ont une éruption, bien entendu, on les isole. S'ils n'ont que des symptômes catarrhaux, d'ailleurs bien marqués, à tout hasard on les isolera encore, par mesure de prudence. Mais s'il ne semble exister qu'un peu de rhume, bien mieux, si, comme cela n'est pas rare, les enfants sont amenés pour tout autre cause, telle que phtyriase, impétigo, etc., la rougeole passera presque toujours inaperçue, et l'enfant, renvoyé dans la salle d'attente commune, ira disséminer le germe morbilleux. Des enfants qui vont être ainsi infectés, les uns seront reçus dans les salles de médecine générale, et y seront à leur tour l'origine d'une épidémie intérieure; d'autres retourneront à l'école et y détermineront une épidémie scolaire, et ainsi de suite. Et tout cela pour un seul rougeoleux qui aura échappé, faute de symptômes un peu nets à l'examen du sélecteur.

Or l'existence de tels signes, assez nets pour attirer l'attention sur une rougeole possible, devient absolument inutile, du moment où l'existence du signe du Koplik à été reconnue. N'y eût-il qu'un seul élément, le malade doit être immédiatement isolé. Et l'utilité de cette recherche apparaît ainsi tellement considérable, qu'une conclusion s'impose : *la nécessité absolue d'examiner systématiquement la muqueuse jugo-labiale de tout enfant qui se présente à l'hôpital* Rien n'est plus simple à faire : *avant d'examiner la gorge*, on écartera successivement les deux joues avec l'abaisse-langue, comme nous avons appris à le faire, et l'on éversera les deux lèvres : cette petite manœuvre, pratiquée sous un bon éclairage (le grand jour tombant d'une fenêtre), permettra d'examiner en quelques secondes toute la surface de muqueuse où le Koplik est suceptible d'être vu.

Elle présente de plus l'avantage de n'être nullement pénible et d'être facilement acceptée par l'enfant qui, habitué par elle au contact de l'abaisse-langue, fera ensuite beaucoup moins de difficultés pour ouvrir la bouche et laisser examiner sa gorge.

L'observation suivante est un exemple des surprises que peut ménager ainsi la recherche systématique du Koplik.

(Sippel) F. G., 3 ans, est amené à la réception le 20/5 1901 pour ulcérations des parties génitales. T. 39° C. Aucune sorte d'exanthème. A l'inspection de la bouche se montrent, sur la muqueuse de la joue, de nombreuses taches de Koplik, qui permettent le placement immédiat de l'enfant à la division de la rougeole. Le 21/5, conjonctivite. Le 22/5, rhinite, bronchite. C'est seulement le 23/5 que se montra l'éruption morbilleuse à la figure.

Plus d'une fois il nous est ainsi arrivé de constater le Koplik chez un enfant que sa mère amenait à la consultation pour tout autre cause qu'un soupçon de rougeole, et toujours, dans ces cas, soit que la mère consentît à laisser immédiatement son enfant à l'hôpital, soit qu'incrédule elle le ramenât à la maison pour le reconduire le lendemain ou le surlendemain à la consultation avec une éruption nette, toujours, disons-nous, l'évolution ultérieure prouva l'exactitude du diagnostic.

Cet examen de la muqueuse buccale de tous les enfants qui se présentent à la consultation est d'ailleurs pratiquée systématiquement aujourd'hui dans plusieurs services : Koplik le fait à New-York [Koplik (132)]; Pospischill, à Vienne; à New-York encore, Libman (146) insiste sur l'utilité de cette pratique ; à Prague, Knöspel, chaque fois que l'admission, conseillée en s'appuyant sur le symptôme de Koplik, est refusée, interdit toute visite ultérieure à la consultation et fait une déclaration de maladie infectieuse ; à Rome enfin, Valagussa généralise encore davantage cette règle de conduite et, sans se limiter au cas particulier de la clientèle hospitalière, estime que « *le signe de Koplik doit être systématiquement recherché toutes les fois qu'on pratique l'examen physique d'un enfant.* » Nous ne pouvons que nous ranger entièrement à cet avis. Examiner la muqueuse jugo-labiale de tout enfant malade doit être, de la part du médecin, presque un acte réflexe, au même titre que regarder la gorge.

Si ces précautions prises à l'entrée de l'hôpital n'ont pas été suffisantes et qu'à un moment donné se révèle, dans une des salles autres que celles réservées à la rougeole, un cas d'infection morbilleuse, la recherche du signe de Koplik est encore susceptible de rendre les plus signalés services; pour dépister d'aussi bonne heure que possible les cas de contagion, et tenter d'enrayer ainsi l'épidémie naissante. Ici encore la manière de procéder est bien simple : il suffit d'examiner *tous les jours* la bouche de *tous les enfants* hospitalisés dans la salle où a éclaté le cas de rougeole, même la bouche de ceux qui, d'après les renseignements donnés par leurs parents, auraient déjà eu cette maladie. Pour quiconque a l'habitude de rechercher le Koplik, cette revue de tous les malades d'un service ne prendra jamais que bien peu de temps, et encore ce léger surcroît de travail est-il vraiment peu de chose au prix du résultat obtenu. Même Pospischill prend des mesures de préservation encore plus rigoureuses, et exige que la bouche et la gorge de tous les enfants de son service soient examinées deux fois par jour. En s'y prenant de la sorte, on arrive parfois à reconnaître le Koplik, alors que non seulement il n'existe encore aucun signe catarrhal, mais même pas la moindre élévation de température ; le Koplik lui-même, vu si près de son apparition, peut être réduit à quelques éléments, voire à un seul : cela suffit pour justifier ou mieux pour imposer un *isolement immédiat* de l'enfant.

L'observation suivante montre l'utilité d'un tel examen :

(Muir). Une fillette de 5 ans, reçue pour diphtérie, présente le 10 janvier une légère élévation de température, le lendemain le signe de Koplik et le surlendemain (12 janvier) une éruption légère et atypique de rougeole. Mais le frère de cette fillette, âgé de 9 ans, est lui aussi en traitement pour diphtérie, et, en raison de ce qui s'est passé chez sa sœur, on l'examine le 12 janvier. Il a une toux très légère, mais pas de symptômes suggérant l'idée de rougeole. La température avait été de 98,8 F. (37.1 C.) le 10, mais normale auparavant et depuis. Les taches de Koplik sont trouvées le 12, et l'enfant est isolé dans la matinée avec diagnostic de rougeole. Le soir la température s'élève à 100 F. (37,8 C.). Le 13 l'éruption se développe.

Nous avons nous-même pratiqué quotidiennement pendant environ cinq semaines l'examen de la bouche de tous les malades d'un pavillon de scarlatineux où avaient éclaté des cas de rougeole. Une dizaine de cas furent ainsi dépistés. L'un d'eux, celui de l'enfant Raoul C. — qui était quotidiennement examiné depuis dix jours lorsqu'apparut chez lui, une demi-journée avant la première élévation de température, le signe de Koplik — a déjà été rapporté plus haut (p. 112) à un autre propos. Malheureusement, par suite d'une méprise, l'enfant ne fut isolé que le lendemain du jour où le Koplik avait été reconnu, et il ne fut pas tiré de la précocité de ce symptôme dans ce cas tout le parti qu'on était en droit d'en attendre. — Rapportons encore, à titre d'exemple, deux autres observations faisant partie de la même série de faits.

Observation VII (personnelle). — Germaine L..., 2 ans et demi, reçue en scarlatine le 20 avril ; retour à l'apyrexie le 30. Examen quotidien de la muqueuse jugo-labiale à partir du 21 avril. Le 10 mai, la température qui était le matin à 37, monte le soir à 37,9. Le 11, T. 37,6-38,2. Le 12, T. 37,7-38,6. Mais, dès le matin le signe de Koplik avait été reconnu et la malade *isolée*. Il y avait un peu de toux, quelques râles ronflants, mais pas de catarrhe oculo-nasal. Le 13, même état. Le 14, l'éruption de rougeole commence à pointer derrière les oreilles. Le 15, elle est nette à la figure et au tronc.

Obs. VIII. — Elise L., 4 ans et demi. Reçue en scarlatine le 22 avril ; retour à l'apyrexie dès le 24. Examen quotidien de la muqueuse jugo-labiale à partir du 23. Depuis treize jours, la température ne s'était pas élevée au-dessus de 37,3, lorsque le 11 mai au soir, elle remonte à 37,6. Le lendemain matin, il n'y avait plus que 37,4, mais il existait le signe de Koplik. Rien, sinon cette élévation de trois dixièmes de degré la veille au soir, ne pouvait faire prévoir la rougeole. L'enfant ne toussait pas et n'avait aucune trace de catarrhe oculo-nasal. Sur la foi du Koplik elle est *isolée*. Le soir elle n'avait que 37,5. Le 13 au matin, de nouveau 37,4, Koplik très net, toujours pas de catarrhe ; le 13 au soir, 38,5. Et c'est seulement le 14 au matin, la température étant 38,6, qu'apparaissait l'éruption morbilleuse.

Nous parlions tout à l'heure de la gravité de la rougeole chez les tout petits, et de la nécessité de mettre tout en œuvre pour les en préserver. Voici, dans cet ordre d'idées ce que rapporte Sippel à propos d'une épidémie de rougeole dans une *crèche* :

(Sippel). **Par la considération du signe de Koplik, il nous est arrivé aussi, dans une crèche où était apparu un cas récent de rougeole, de dépister à temps, chez d'autres enfants, la rougeole au stade d'incurbation, et, par la fermeture immédiate de la crèche, d'en limiter l'extension à un petit nombre d'enfants.**

Monrad (165) a retiré de même de grands avantages de la recherche du Koplik dans les crèches.

Même utilité encore dans les *établissements d'enseignement* [Falkener (73), Hermann, Lankford (141), Steinhardt]. Un exemple :

[Lankford (141)]. Dans une institution, le premier malade, aussitôt découvert, fut immédiatement envoyé à l'hôpital. Cependant il avait circulé parmi les élèves pendant un ou deux jours, et quinze cas suivirent dans les limites de temps habituelles. Les élèves furent examinés, et dès qu'il s'en trouvait avec le signe, ils étaient de suite isolés, qu'ils se sentissent ou non souffrants. Comme il y avait amplement de la place, ces cas suspects étaient tenus séparés jusqu'à ce que les cas se fussent développés d'une manière typique. Notre seconde série fut seulement de quatre cas, et cela fut dû aux mesures précoces d'isolement, car il y avait beaucoup d'élèves à l'école, qui n'avaient pas encore eu la rougeole.

Nul doute qu'on obtienne des résultats analogues dans toutes les variétés de groupements d'enfants ou d'individus plus âgés, où viendrait à éclater par hasard un cas de rougeole. Il serait intéressant notamment de faire l'expérience à propos d'une épidémie de *caserne*. Mais si le signe de Koplik a bien été étudié dans le milieu militaire par Mariotti-Bianchi et par Michelazzi, jamais il n'a été recherché systématiquement tous les jours chez tous les hommes ayant été en rapport avec les malades, comme c'était le cas dans les épidémies familiales, scolaires ou hospitalières dont nous avons cité des exemples.

Pour résumer ce qui précède, nous pouvons donc dire que

le signe de Koplik est d'une valeur incomparable dans le *diagnostic précoce* de la rougeole, et qu'à ce titre il est susceptible de jouer, en matière de prophylaxie, un rôle de la plus haute importance.

Mais précisons un peu ce dernier, et essayons de mieux définir ce qu'en matière de *prophylaxie* on est en droit d'en attendre. Que disent les auteurs qui ont étudié le Koplik à ce point de vue ? L'immense majorité reconnaît sa précocité et la valeur prophylactique qu'en est la conséquence immédiate (1) : mais la plupart en restent là, se contentant d'affirmer — de la manière la plus catégorique il est vrai — les très grands services que leur a rendu le Koplik dans des épidémies d'hôpital ou de famille. Mais essayons justement de préciser en quoi consistent ces services. C'est en somme là le point important, et le problème peut être ainsi posé : étant donné qu'un ou plusieurs cas de rougeole viennent de se produire, par exemple dans une salle d'hôpital, le fait qu'ils ont été reconnus de bonne heure, grâce au Koplik, et immédiatement isolés permet-il d'espérer qu'aucun cas de contagion ne se produira dans la même salle, l'épidémie ayant été en quelque sorte étouffée dans l'œuf ? Ou encore : voici, comme il arrive souvent, un cas de rougeole reconnu trop tard, à la sortie de l'éruption ; on se met aussitôt à guetter quotidiennement le Koplik chez les autres malades de la salle et, au bout de dix à douze jours, on arrive à isoler ainsi de très bonne heure tous ceux qui ont été infectés par le premier cas : l'épidémie va-t-elle en rester là, ou, malgré tout, l'isolement, basé sur la recherche du Koplik, n'aura-t-il pas été suffisamment précoce pour empêcher qu'une nouvelle série d'enfants ait été à nouveau contaminée ?

Or, sur ce point, l'expérience des auteurs diffère. Les uns

(1) Bacaloglu, Biedert et Fischl, Bonsdorff, Caiger (43), Concetti, Falkener (73), Feer, Herman, Hirsh (117), Knœspel, Koplik (131, 132, 137), Lankford (141, 142), Libman (146), Lichtenstein, Lorand (152), Mabbot, Maroney, Monrad (165), Newcomb, Ross (185), Schmid, Sippel, Slawyk, Steinhardt, Sobel (202), Valagussa, Vucetic, etc.

ont pu éviter radicalement l'épidémie ; à ce point de vue, l'observation suivante est topique ;

(Knœspel, obs. résumée). Il s'agit d'un enfant reçu avec scarlatine typique et qui, le cinquième jour de son séjour à l'hôpital, présenta le signe de Koplik. Aussitôt isolé, il n'eut son éruption de rougeole que cinq jours plus tard ; et c'est grâce à cet isolement si précoce que fut empêchée la propagation de l'infection morbilleuse dans la divison de la scarlatine.

D'autres médecins, et Koplik est du nombre, prétendent moins à faire avorter l'épidémie qu'à la limiter. De ce résultat, encore très heureux, de l'isolement des malades par le Koplik, l'observation, il y a un instant citée, de Lankford, est un très bel exemple (Cf. p. 160) : il s'agissait, on s'en souvient, d'une institution où un cas accidentel de rougeole contamina quinze élèves, qui furent tous précocement isolés grâce au Koplik ; aussi, à eux quinze n'en infectèrent-ils que quatre, qui furent eux aussi isolés de bonne heure, et l'épidémie s'arrêta là, bien que beaucoup des pensionnaires n'eussent pas encore eu la rougeole.

Enfin quelques praticiens ont complètement échoué dans leurs tentatives d'enrayer l'épidémie. Ainsi Adriance (1) déclare-t-il qu'à son avis, l'observation des taches de Koplik ne permet en aucune manière d'enrayer la propagation de l'infection. — A l'appui de la même opinion, Gerlóczy rapporte l'observation suivante :

(Gerloczy. obs. résumée). De deux enfants atteints de varicelle et isolés ensemble, l'un présente des taches de Koplik le 9 octobre et, par là-dessus, est complètement isolé du second malade, et cependant celui-ci tombait malade pareillement de rougeole, le 20 octobre, soit onze jours plus tard.

D'où Gerlóczy conclut que les malades sont déjà contagieux à la période des taches de Koplik. C'est le même opinion que partage Cotter, et les lignes qu'il consacre à ce sujet méritent d'être rapportées textuellement.

(Cotter). En 1899, des cas isolés de rougeole apparurent à l'hôpital des Enfants Trouvés de Spuyten Duywil, où, en dépit des plus rigides conditions de quarantaine, la maladie se répandit à travers tout l'établissement, et ceci alors que les taches, aussitôt apparues, étaient reconnues par des observateurs compétents.

Quelques mois plus tard, quand la rougeole fit son apparition au New-York Foundling Hospital, on espéra, éclairé qu'on était par l'expérience précédente, que les résultats seraient plus satisfaisants ; mais toutes les méthodes tentées pour restreindre l'épidémie n'arrêtèrent pas ses progrès. Chaque salle et chaque nursery eut sa part de cas.

L'origine de l'épidémie fut un enfant qui, revenu le 14 février de nourrice à l'hôpital pour entrérocôlite, présenta une semaine plus tard de la fièvre, des taches, une éruption. et fut envoyé aussitôt au Willard Parker Hospital. Le 3 mars, un enfant, couché dans le lit voisin de celui du malade qu'on avait récemment éloigné, fut pris de fièvre avec taches, et immédiatement une quarantaine fut instituée à l'étage supérieur de l'hôpital.

De nouveaux cas se propagèrent rapidement à chaque étage de l'hôpital même et dans les trois nurseries des bâtiments voisin, finissant par envahir toutes les parties de l'hôpital.

Trois fois, dans des nurseries où l'on supposait que la rougeole n'était pas entrée, il arriva qu'un seul enfant présentât de la fièvre et des taches dans la bouche, mais ni éruption, ni symptômes catarrhaux. L'éloignement immédiat en quarantaine de cet enfant fut suivi d'un examen systématique de tous les enfants de cette nursery, relativement à la fièvre et aux taches, avec résultats négatifs; tranquillement nous attendions que la maladie traversât la nursery en question, et les évènements ultérieurs prouvèrent que notre attente n'avait été que trop vite réalisée. De ces expériences nous ne pouvons que conclure que lorsque la rougeole atteint le stade des taches de Koplik, les risques pour les autres enfants sont grands.

Efficacité absolue, relative ou nulle, voici donc les trois jugements émis sur la valeur prophylactique du signe de Koplik. Qui a raison ? Tout le monde, et ceci est bien facile à comprendre. La valeur prophylactique du symptôme que nous étudions est en corrélation étroite avec sa précocité. Or, pour être très précoce, le Koplik ne l'est pas toujours au même degré. Ne l'a-t-on pas vu, dans des cas extrêmes, précéder même la fièvre, et doté alors d'une valeur prophylactique en quelque sorte absolue, ou, au contraire, retardée jusqu'après l'éruption, cas auquel cette valeur devient pratiquement nulle ? Mais laissons-là ces éventualités exceptionnelles. Dans l'immense majorité des cas, le Koplik apparaît l'un des quatre jours que dure habituellement la période fébrile prééruptive, avec maximum de fréquence dans les deuxièmes et les troisièmes vingt-quatre heures (Cf. pp. 113 et 115). Mais, au début de la rougeole, qui dit fièvre dit contagiosité, et si cette dernière est surtout redoutable lorsqu'ont apparu les symptômes catarrhaux, elle n'en existe pas moins, quoiqu'à un degré moindre, dès la première élévation de température. Vraisemblablement exacte est donc l'opinion d'après laquelle les malades sont déjà infectants au stade de Koplik ; qu'est-ce donc d'ailleurs que ce symptôme, sinon une variété spéciale d'énanthème morbilleux, et qu'y-a-t-il d'étonnant, dès lors, à cette contagiosité ?

Mais ce qu'il y a de capital au point de vue prophylactique, c'est que, tant que les signes catarrhaux n'ont pas fait leur apparition, les dangers de contagion, pour être réels, n'en sont pas moins très réduits, et c'est ce qui explique que, dans un grand nombre de cas, l'isolement, pratiqué aussitôt le Koplik apparu, permette de faire avorter complètement une épidémie. L'observation de Knöspel citée un peu plus haut (p. 162) où le Koplik, faisant reconnaître une éruption cinq jours avant l'éruption, permit d'éviter qu'une épidémie de cette affection n'éclatât dans un pavillon de scarlatine, est une belle preuve à l'appui de ce fait.

Mais pratiquement, il n'est même pas besoin que le Koplik soit reconnu d'aussi bonne heure, pour remplir un tel but, et l'on peut dire qu'il suffit qu'il soit constaté avant les signes catarrhaux, pour que le nombre des cas où la contagion sera, grâce à lui, évitée, soit supérieure à celui où elle ne le sera pas. Et c'est ce qui explique ces cas si fréquents ou l'épidémie, à vrai dire, n'est pas radicalement évitée, mais est du moins rapidement enrayée, comme cela se passa dans l'observation si remarquable de Lankford que nous avons rapportée plus haut (p. 160).

Enfin, restent les cas où le Koplik aurait été tout à fait

impuissant à enrayer le cours de l'épidémie. Comment les expliquer ? Certes, il peut y avoir de la faute du Koplik: il peut, par exemple, être apparu tardivement ; d'autre part, même s'il a été précoce, il a pu se faire que des cas de contamination se soient produits, puisque, dès la première élévation de température, la rougeole est contagieuse. Mais rare est l'apparition tardive ; peu fréquents, quoique évidemment possibles, sont les cas de contagion malgré le Koplik précoce. De sorte que, dans une épidémie commençante, l'une ou l'autre de ces éventualités peut bien s'être trouvée réalisée chez un petit nombre de malades, mais le plus grand nombre d'entre eux seront certainement isolés,avantqu'ils aient à leur actif aucune contamination ; l'épidémie ne s'éteindra donc pas tout de suite ; mais, par la force des choses, les cas où le Koplik remplit son rôle étant de beaucoup supérieur à celui où il ne le remplit pas, elle sera bientôt limitée, puis enrayée. C'est en somme ce qui s'est passé dans l'observation de Lankford.

Pour expliquer que certaines épidémies, en dépit de l'observation du Koplik, puissent prendre une extension aussi grande, il faut donc qu'il y ait autre chose. Or, il ne suffit pas que le Koplik apparaisse de bonne heure, encore faut-il qu'on le constate aussitôt, et c'est précisément ce qui n'a pas toujours lieu. Qu'arrive-t-il, en effet ? Dans une salle où l'on redoute des cas de rougeole, on guette, chez les enfants, les premiers signes de la période d'invasion ; ce sera l'élévation de la température si l'enfant est apyrétique ; sinon on n'aura guère l'attention attirée que par une toux légère, des yeux un peu bouffis, un nez qui « commence à couler ». Alors seulement on regardera la bouche, et, constatant le Koplik, on isolera le malade. Mais il sera trop tard, on n'aura tiré parti que du caractère pathognomonique du symptôme, non de sa précocité ; pour profiter de cette dernière, c'est la veille, peut-être même encore plus tôt qu'il eût fallu examiner la muqueuse. Et ceci revient à dire que, lorsqu'un cas de rougeole a éclaté dans une salle, c'est *tous les jours*, nous ne saurions trop y insister, qu'il faut examiner la bouche de *tous les enfants*. Ce n'est que de cette manière qu'on tirera du Koplik, au point de vue de la prophylaxie, tout le parti qu'il est susceptible de donner.

Nous aurions voulu, à ce sujet, pouvoir rapporter ici dans tous ses détails, l'histoire de ces cas de rougeole qui ont éclaté en 1904 au pavillon de la scarlatine de l'hôpital Trousseau, où nous pratiquions tous les jours l'examen systématique des bouches, préconisé plus haut. Malheureusement, en nous reportant aux dates des observations, nous ne sommes pas arrivé à rétablir *avec certitude* leur filiation. La difficulté vient de ce que tous les cas n'ont pas découlé d'un cas initial unique, mais que plusieurs malades, à leur entrée en scarlatine, avaient déjà le germe de l'infection morbilleuse. Ce n'est donc que *sous réserves* que sont donnés les résultats suivants, tels qu'il découlent du rapprochement minutieux des dates de toutes les observations.

Commençons par chercher quels sont les malades qui ont pu apporter en scarlatine le germe de la rougeole. Il en est d'abord un, Noël B., dont nous reparlerons dans un instant, qui est entré par erreur de diagnostic en scarlatine ; à son arrivée, il était en pleine éruption de rougeole et avait du Koplik. Un autre, à peine apyrexique de sa scarlatine, commença son invasion morbilleuse sept jours après son entrée au pavillon : il s'agissait donc aussi vraisemblablement d'une infection apportée du dehors. Deux autres enfants ont fait leur première élévation de température (invasion de la rougeole), l'un le onzième jour, l'autre le dixième après leur passage du pavillon des douteux, où ils s'étaient sans doute contaminés, d'autant qu'à leur entrée en scarlatine ne s'y trouvait aucun malade susceptible de les infecter de rougeole. Enfin, pour un dernier malade, l'origine de la rougeole est douteuse ; à son entrée en scarlatine n'y existait aucun enfant susceptible de lui transmettre l'infection morbilleuse ; d'autre part, si l'on suppose une contamination au pavillon des douteux, il faudrait admettre que, depuis l'exposition au contage, il se soit écoulé quatorze jours jusqu'à la première élévation de température, et dix-huit jusqu'à l'éruption, ce qui est peu vraisemblable.

En résumé, et faisant abstraction de ce dernier cas, on peut dire que Noël B... a certainement, et que les trois autres malades ont très vraisemblablement contracté la rougeole autre part qu'au pavillon de la scarlatine. Or, à eux quatre, et peut-être à eux cinq, à combien de malades ces cas de rougeole importés ont-ils transmis la maladie ? A *sept* seulement. Etant donné la redoutable contagiosité de la rougeole à la période d'invasion, on peut considérer qu'il y a vraiment là un beau résultat à l'actif du signe de Koplik.

Si pour un certain nombre de ces cas, la filiation ne peut être établie que d'une manière un peu hypothétique, il en est du moins trois pour lesquels il nous a été possible de la préciser exactement. Ce sont ceux de Noël B..., de Germaine Lienh... et d'Elise Lein...

Noël B..., entre le 27 avril, par suite d'une erreur de diagnostic dans une salle de médecine générale ; il y séjourne trois jours, avec une température très irrégulière, qui descend le deuxième jour à 37°4 et remonte le troisième à 38°2. Le 30, en raison d'une plaque érythémateuse de la cuisse gauche, on le fait passer aux Douteux, d'où on le renvoie le même jour à la scarlatine. C'était une nouvelle erreur de diagnostic. En effet, quand nous vîmes le malade le 1er mai au matin, sa température était de 39°6, et il présentait, en même temps qu'un exanthème morbilliforme très pâle, un Koplik abondant, du catarrhe oculo-nasal et de la toux. Il fut aussitôt isolé. Son état alla ensuite s'aggravant et il mourut le 3 mai (1).

Or bien avant qu'il ne fut entré dans le service de scarlatine, s'y trouvait l'enfant Germaine Lienh..., dont l'observation a été rapportée plus haut (p.159). Rappelons seulement qu'entrée en scarlatine le 20 avril, elle était apyrétique depuis le 30. Elle eut sa première élévation de température d'origine morbilleuse le 10 mai, et le Koplik, en vue duquel on examinait quotidiennement sa bouche depuis le 21 avril, apparut le troisième jour de fièvre, c'est-à dire le 12 mai. Il n'existait alors qu'un peu de toux et de catarrhe oculo-nasal. Elle fut aussitôt isolée et l'éruption morbilleuse apparut le 14.

L'origine de ce cas n'a pu être qu'une contamination par

(1) Ce malade n'est autre que celui dont l'observation plus détaillée à d'autres point de vue, a été rapportée, p. 90.

Noël B... En effet, l'invasion morbilleuse a débuté chez Germaine Lienh... à son vingtième jour d'hôpital, et dix jours après l'entrée de Noël B... en scarlatine ; et comme, pendant une semaine avant l'arrivée de ce dernier, pendant les quatre jours qu'il passa à la scarlatine et pendant une semaine après sa mort, il n'y eut pas dans le service d'autre cas de rougeole que le sien, la filiation des deux cas est absolument certaine.

Passons maintenant à l'autre malade qui fut infectée par Noël B... Il s'agit d'Elise Lein... dont l'observation nous est également connue (Cf. p. 159). Rappelons-en seulement les points essentiels :

Elise Lein..., entrée en scarlatine le 22 avril, était apyrétique dès le 24. Sa température, très régulière depuis lors, n'avait pendant deux semaines jamais dépassé 37°3, lorsque, le 11 mai au soir, elle présenta une insignifiante élévation de température de trois dixièmes de degré, à 37°6. Le lendemain matin elle était de nouveau retombée à 37°4, mais le signe de Koplik, en vue duquel on examinait quotidiennement sa bouche depuis son entrée, était apparu. L'enfant fut isolée aussitôt, sans qu'il y eut la moindre trace de symptômes catarrhaux, et l'éruption morbilleuse apparaissait le 14.

L'origine de ce cas est aussi évidente que celle du précédent ; en effet, le premier jour de la période d'invasion se place à son vingtième jour d'hôpital et au onzième jour après l'entrée de Noël B..., à une époque où, nous l'avons dit, aucun autre malade que lui n'était susceptible de donner la rougeole.

Reste à établir combien d'enfants infectèrent à leur tour les deux qui l'avaient été par Noël B... Or, et c'est là le point important, ils ne déterminèrent *aucune autre rougeole*, et l'épidémie ne s'étendit pas plus loin. Rappelons en effet que Germaine Lienh.... et Elise Lein... furent isolées le 12 mai. Or les deux premiers cas de rougeole qui se produisirent ultérieurement dans le service firent leur première élévation de température respectivement le 4 et le 6 juin. Encore le premier n'était-il entré que le 15 mai, ce qui fait deux raisons au lieu d'une pour qu'il n'ait pu être contaminé par l'un des enfants dont nous avons relaté l'observation.

Voici donc trois cas où le Koplik, observé dans des conditions bien différentes, eut une valeur prophylactique très inégale.

Dans le premier, il était déjà abondant le jour où nous eûmes l'occasion de voir le malade pour la première fois ; c'est une raison de croire qu'il existait déjà depuis la veille ; quoi qu'il en soit, le fait est qu'il fut observé trop tard, alors qu'il y avait déjà des signes catarrhaux et un début d'exanthème. Aussi le malade, arrivé à la période la plus contagieuse de l'affection, contamina-t-il deux enfants dans les quelques heures qu'il passa en scarlatine (du soir au matin suivant), avant d'être placé dans un box d'isolement. Encore est-ce vraisemblablement au Koplik que l'on doit qu'il n'y ait pas eu de plus nombreux cas d'infection ; car, chez cet enfant, des plus cachectiques, l'éruption était très pâle, peu abondante, atypique, et ce fut la découverte seule du Koplik qui emporta le diagnostic.

Dans le cas des deux enfants qui furent contaminés par Noël B..., le Koplik était recherché quotidiennement depuis longtemps, et l'on assista en quelque sorte à son apparition.

Chez l'enfant Germaine Lienh..., il apparut seulement au troisième jour de la période d'invasion. La fièvre n'était pas douteuse, il y avait un peu de toux, sans catarrhe oculo-nasal. Ces deux symptômes, fortifiés par la notion d'épidimicité, avaient déjà fait soupçonner la rougeole à la surveillante du service, quand la découverte du Koplik vint confirmer le diagnostic. Au point de vue pratique, l'isolement fut cependant assez précoce, puisqu'il intervint avant que l'infection se fût propagée même à un seul enfant ; et ceci et de grande importance, puisque, nous l'avons vu, c'est au deuxième ou troisième jour de fièvre que le Koplik débute dans la majorité des cas (pp. 113-115).

Enfin, le cas de l'enfant Elise Lein... est particulièrement intéressant, puisque, en dehors du Koplik qui permit d'isoler la malade moins de vingt-quatre heures après la première élévation de température, il n'existait aucun signe permettant de soupçonner la rougeole ; on ne saurait en effet considérer comme tel cette élévation même de température, puisque cette dernière fut seulement de 37°6 le premier soir et redescendit à 37°4 le lendemain matin, c'est-à-dire au moment où fut reconnu le symptôme. Un tel cas est même aussi bien fait pour mettre en évidence le caractère pathognomonique du signe de Koplik que sa valeur prophylactique.

En résumé, en ce qui concerne cette dernière, on peut, de l'enseignements des faits, tirer les conclusions suivantes : Le signe de Koplik ne permet pas toujours un isolement assez précoce pour que tout accident de contagion soit évité. Néanmoins, si sa valeur prophylactique n'est pas parfaite, du moins est-elle *de beaucoup supérieure à celle de tous les autres symptômes de la rougeole*, et cela pour deux raisons : la première c'est que, dans la majorité des cas, il est plus précoce que les signes catarrhaux ; la seconde, c'est que, *seul* de tous les signes de la rougeole, il est absolument pathognomonique de cette affection.

CHAPITRE IV

VALEUR PRONOSTIQUE DU SIGNE DE KOPLIK. — INDICATIONS THÉRAPEUTIQUES.

Tandis que le signe de Koplik est d'une importance primordiale dans le diagnostic positif et différentiel, le diagnostic précoce et la prophylaxie de la rougeole, il ne possède, au point de vue du pronostic, qu'une valeur beaucoup plus discutable. A ce sujet, d'ailleurs, ont été émises des opinions contradictoires, que nous allons rapidement passer en revue.

D'abord les avis favorables à l'existence d'une valeur pronostique. — Balme estime que lorsque les taches de Koplik sont tout à fait absentes ou en très petits nombre, c'est presque toujours un signe que l'attaque de la maladie sera légère. Dans le groupe des « cas sévères » de l'épidémie qu'il observa, les taches de Koplik furent notées comme étant « très abondantes » dans 92 1/2 0/0 des cas, tandis, que dans le groupe des « cas légers », elles ne furent trouvées abondantes que dans 4 0/0. — Feer a souvent trouvé un rapport entre l'intensité du Koplik et celle de l'exanthème consécutif — Zahorsky (234), comme Balme, a vu l'éruption de Koplik manquer ou être très réduite, dans des cas où l'exanthème fut très léger. — De même Fischl considère que ce simptôme peut être mis à profit au point de vue du pronostic, car, dans une série de cas, il a pu se convaincre que l'on était en mesure de tirer, du nombre des taches de Koplik, des conclusions quant à l'intensité de l'exanthème à venir. La même idée se trouve encore exprimée dans le manuel publié par Biedert en collaboration avec Fischl.

Ecoutons maintenant l'expression de l'opinion contraire. Hirsh (116) : « Le nombre des taches ne présente pas de rapport avec la sévérité de l'attaque ». — Slawyk : « On n'a pas pu tirer de conclusions du nombre des taches ; aussi bien dans des cas tout à fait bénins que dans des cas graves, de nombreuses taches furent éventuellement observées ». — Sobel (200) : « Le nombre des taches n'a pas de relation avec le pronostic, ni pour ni contre, et ne semble comporter aucun rapport avec la sévérité de l'attaque » — Enfin Vucetic : « Cet énanthème (il s'agit de l'énanthème morbilleux banal) est expréssément bien marqué dans les manifestations catarrhales prodromiques intenses, alors que les taches de Koplik n'ont avec celles-ci aucun rapport, et peuvent apparaître dans les manifestations prodromiques les plus minimes, ou jusque dans des cas où l'exanthème n'arrive même pas à sortir, comme Falkener en a rapporté un exemple ».

Ainsi deux opinions complètement opposées ont pu être soutenues, accordant au signe de Koplik une valeur pronostique soit réelle, soit nulle. Personnellement, tout ce que nous avons pu voir nous incite à nous ranger à cette dernière opinion. Nous avons d'ailleurs eu à nous expliquer partiellement déjà plus haut sur cette question, (pp. 131-132), en disant que c'était précisément là, comme l'a bien vu Vucetic, une des supériorités du Koplik sur l'énanthème, morbilleux banal, que d'être bien développé, même dans les rougeoles les plus légères, voire les *morbillis sine morbillis* et les rougeoles des cachectiques. En somme, toutes les éventualités peuvent se produire, mais un peu au gré du hasard ; et, tout en admettant fort bien la réalité des faits d'où les auteurs que nous avons cité ont déduit l'existence d'une valeur pronostique du Koplik, il est permis de penser que ces derniers ont vu une relation de cause à effet, où il n'y avait qu'une simple coïncidence.

Enfin l'on peut se poser le problème de la signification pronostique du signe de Koplik d'une autre manière et se demander si sa présence n'est pas de nature à faire redouter des complications *locales*. Or, il n'en est absolument rien, et l'on peut dire, avec Guérin, que l'intensité des points de Koplik, « ne paraît pas influencer les déterminations buccales ultérieures, ni les attirer, ni déterminer un lieu de moindre résistance sur lequel viendraient se greffer ultérieurement des complications infectieuses locales. » Et ceci n'est pas pour nous surprendre, puisque *jamais*, nous l'avons vu, l'élément-Koplik ne s'ulcère, (p. 53).

Dans ces conditions, la présence sur la muqueuse buccale des rougeoleux de l'énanthème de Koplik est-elle justiciable *d'indications thérapeutiques* spéciales ? En aucune façon. On se contentera de prescrire les soins habituels de la bouche (Slawyk) : rien de plus.

RÉSUMÉ ET CONCLUSIONS.

I. — Étude descriptive du Koplik.

A. — En ce qui concerne la *description* du signe de Koplik, il y a lieu de s'en tenir presque mot pour mot à celle qui a été donnée par Koplik lui-même. C'est pour s'être écartés de cette règle que beaucoup d'auteurs ont laissé se glisser dans leurs propres descriptions un certain nombre d'inexactitudes, dont quelques-unes, trop souvent reproduites, ont fini par donner de ce symptôme une idée complètement fausse. Il est donc nécessaire de préciser brièvement ce que nous avons montré être ses traits principaux :

Le signe de Koplik apparaît sur la muqueuse jugo-labiale à la période d'invasion de la rougeole. Il se compose d'un nombre variable d'éléments éruptifs, dont chacun est formé d'une aréole rose, centrée d'un petit point blanc-bleuâtre.

La tache rose ressemble en tout point à celle de l'énanthème morbilleux banal, depuis longtemps connu.

Le point blanc-bleuâtre, légèrement saillant, assez fortement adhérent à la muqueuse, est la partie caractéristique de l'élément-Koplik. *Lui seul est pathognomonique*. Caractère très important, il est extrêmement menu ; son diamètre est en moyenne de *deux à six dixièmes de millimètre* (Slawyk), et ne dépasse jamais le millimètre.

Il y a lieu d'insister sur *l'aspect dépoli* que prend le muqueuse de la face interne des joues, quand existe le Koplik. (Guérin, 1904). Cet aspect est particulièrement caractéristique au début et à la fin de l'évolution de ce dernier. Au début, il est susceptible d'attirer l'attention sur un Koplik encore très discret et qu'on aurait peut-être sans lui laissé échapper ; à la fin, il peut en permettre parfois un diagnostic rétrospectif.

Le groupement des éléments-Koplik obéit à la loi suivante : *les taches roses, tant par voie de coalescence que par fusion dans l'hyperhémie généralisée de la muqueuse, finissent toujours à un moment donné, par perdre leur individualité ; les points blanc-bleuâtre gardent toujours la leur, et n'entrent jamais en coalescence.*

La localisation *exclusive* du Koplik est la *muqueuse jugo-labiale*. Rien de ce que l'on a maintes et maintes fois décrit comme Koplik du palais dur, du palais mou, des piliers antérieurs de la langue, des gencives, et même des conjonctives et de la pituitaire n'est digne de ce nom.

Le signe de Koplik, après avoir parcouru au point de vue morphologique un véritable cycle évolutif, disparaît détergé par les sécrétions buccales. *Jamais il ne s'ulcère*, mais il laisse quelquefois après lui une petite suffusion hémorrhagique punctiforme de la muqueuse.

B. — La *recherche* du signe de Koplik nécessite un très bon éclairage. Aucun n'est supérieur à celui du grand jour tombant d'une fenêtre. L'examen de la muqueuse jugo-labiale devra être méthodique, aucun point n'en devant rester inexploré. — Le diagnostic différentiel entre le signe de Koplik et diverses autres formations plus ou moins semblables de la muqueuse buccale, est généralement des plus faciles.

C. — *La nature* du signe de Koplik, entendant surtout par là ses rapports, ses homologies avec les autres manifestations exanthématiques et énanthématiques de la rougeole, est aujourd'hui encore mal connue. Nous avons essayé de montrer qu'en supposant, par pure hypothèse (mais du moins cette hypothèse n'a-t-elle rien que de vraisemblable), que les lésions de la muqueuse soient identiques à celles décrites par Catrin au niveau de la peau, on arrive facilement à rendre compte de toutes les particularités morphologiques de l'énanthème si spécial décrit par Koplik.

En tout cas, ce que le Koplik ne saurait être, c'est une vésicule de Flindt rompue (Widowitz) ou un aspect particulier de la stomatite érythémato-pultacée de Comby (Bacaloglu, Gillet, Guinon).

II. — Les propriétés du signe de Koplik sur lesquelles reposent ses applications cliniques.

A. — *La présence du signe de Koplik est pathognomonique de la rougeole* ; son absence n'implique pas nécessairement l'absence de cette affection.

B. — *Précocité du signe de Koplik.*

1. *Par rapport à l'exanthème.* — Le signe de Koplik apparaît, dans la grande majorité des cas, l'un des trois jours qui précèdent l'exanthème, et le plus souvent l'avant-veille. Il n'est cependant pas exceptionnel de le voir plus précoce, très rare au contraire de le voir plus tardif.

Avec son acmé coïncide généralement l'apparition de l'exanthème ; avec l'acmé de l'exanthème la disparition du Koplik.

Le signe de Koplik existe pratiquement dans 100 % des cas la veille et le jour même de l'apparition de l'exanthème. A mesure que l'on s'éloigne de ces deux dates dans l'un ou l'autre sens, sa fréquence diminue d'abord lentement, puis assez vite.

Sous une autre forme, le même fait peut s'exprimer en disant : Le Koplik recherché à la période d'invasion est *pratiquement constant*, en ce sens que s'il n'est pas forcément trouvé au premier examen, il l'est pour ainsi dire toujours le lendemain ou le surlendemain. A la période d'éruption, c'est tout le contraire, et sa fréquence diminue en proportion de plus ou moins de retard apporté à sa recherche.

2. *Par rapport à la fièvre.* — Le signe de Koplik peut apparaître avant ou en même temps que la fièvre. Le plus souvent il apparaît seulement le deuxième ou le troisième jour de celle-ci. L'invasion durant en moyenne quatre jours, on voit qu'on arrive à des résultats concordants, suivant qu'on

évalue la fréquence du Koplik en fonction du jour d'apparition soit de la fièvre soit de l'exanthème. — On trouve également que les troisième, quatrième et cinquième jours de fièvre, la fréquence de ce symptôme approche ou atteint 100 %.

3. *De la comparaison de signe de Koplik avec les différents symptômes précoces de la rougeole*, résulte ce double fait que lui *seul* est pathognomonique et que s'il n'est pas *toujours* le plus précoce d'entre eux, du moins l'est-il dans la majorité des cas.

Pour cette double raison, le signe de Koplik est le meilleur symptôme précoce de la rougeole que nous possédions à l'heure actuelle.

III. — Applications cliniques du signe de Koplik.

Les applications cliniques du signe de Koplik reposent toutes sur l'utilisation de deux propriétés fondamentales : caractère pathognomonique et précocité. Sa quasi-constance (dans les conditions d'époque d'examen que nous venons de préciser) achève d'en faire un symptôme *essentiellement pratique*.

A. — Symptôme pathognomonique de la rougeole, le signe de Koplik est d'un précieux secours dans les circonstances assez nombreuses où le *diagnostic positif* de cette affection, du fait de quelque irrégularité de la forme clinique, ne va pas sans d'assez sérieuses difficultés. Sa constatation emporte le diagnostic.

B. — Symptôme pathognomonique de la rougeole, le signe de Koplik est encore la véritable pierre d'achoppement de son *diagnostic différentiel*. Qu'il y ait ou qu'il n'y ait pas encore d'éruption, sa présence permet d'affirmer l'infection morbilleuse : *il n'y a pas d'exception à cette règle*. Toutefois l'absence du Koplik ne permet pas d'affirmer avec la même certitude l'absence de la rougeole. Celle-ci sera pourtant extrêmement probable, si l'examen a été pratiqué du troisième au cinquième jour de la maladie, parce qu'à cette époque, s'il s'agissait effectivement de rougeole, le signe de Koplik serait presque sûrement présent.

ANDRÉ BING

D'APRÈS LA PLANCHE ORIGINALE DE KOPLIK

Fig. 1

Fig. 2

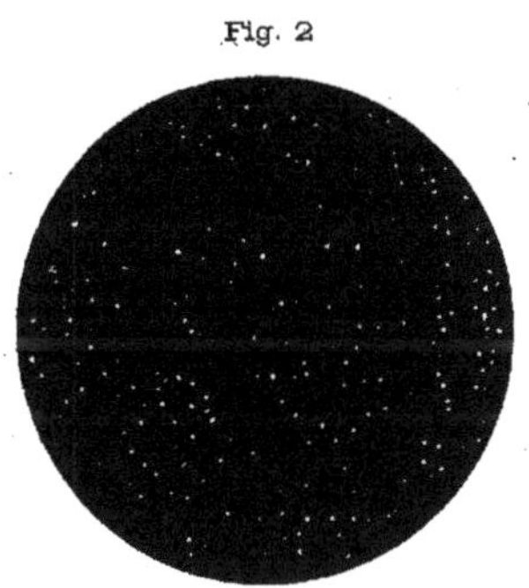

Fig. 3

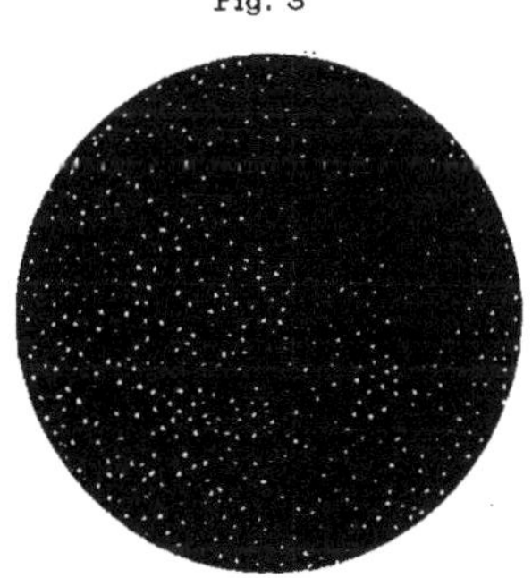

Fig. 4

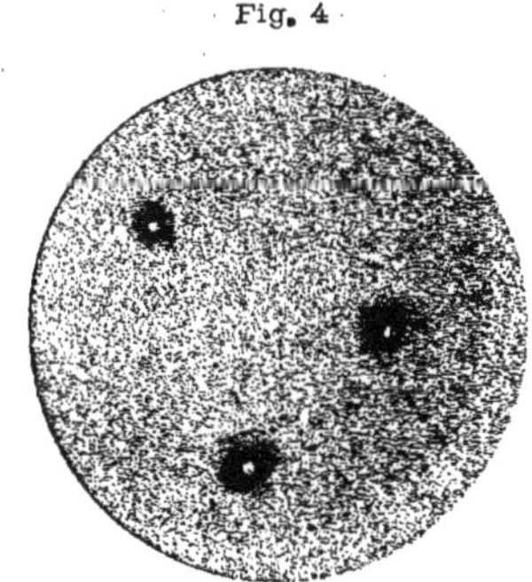

LE SIGNE PATHOGNOMONIQUE DE LA ROUGEOLE (TACHES DE KOPLIK)

Fig. 1. Eléments-Koplik en nombre discret sur la muqueuse jugo-labiale. On voit, sur la muqueuse de couleur normale, la tache rose-rouge isolée, avec le menu point blanc-bleuâtre qui la centre.

Fig. 2. L'éruption a augmenté. Taches rose-pâle alternant avec des surfaces rose-rouge, ces dernières présentant de nombreux points blanc-bleuâtre.

Fig. 3. Aspect de la muqueuse jugo-labiale quand les areoles rouges sont entrées en coalescence et ont donné une rougeur diffuse que parsèment des myriades de points blanc-bleuâtre.

Fig. 4. Stomatite aphteuse, quelquefois confondue avec le signe de Koplik. Muqueuse de couleur normale. Les menus ***points jaunes*** sont entourés d'une aréole rouge et toujours en nombre discret.

G. JACQUES, ÉDITEUR

C. — Symptôme pathognomonique et précoce, le signe de Koplik rend d'inappréciables services au point de vue *prophylactique*, en permettant d'*isoler précocement* et à coup sûr les rougeoleux dès la période d'invasion. Il permettra ainsi souvent de faire avorter une épidémie ; en tous cas, de la limiter rapidement à un très petit nombre de cas et de l'enrayer bientôt d'une manière définitive.

Cette valeur diagnostique précoce et prophylactique du signe de Koplik est telle que *tout médecin devrait s'imposer comme règle de le rechercher systématiquement chaque fois qu'il pratique l'examen d'un enfant. Examiner la muqueuse jugo-labiale de tout enfant malade doit être presque un acte réflexe, au même titre que regarder la gorge.*

Lorsqu'un cas de rougeole se déclare dans une agglomération d'enfants, il y a lieu d'examiner *tous les jours* la bouche de *tous les enfants* qui ont été en rapport avec le malade, l'isolement étant d'autant plus efficace qu'il est pratiqué à une époque plus rapprochée de l'apparition même du Koplik.

D. — Il ne s'attache *aucune signification pronostique* à la plus ou moins grande abondance des éléments qui entrent dans la constitution du signe de Koplik.

Enfin ce symptôme ne comporte *aucune indication thérapeutique spéciale*, en dehors des soins habituels de la bouche.

BIBLIOGRAPHIE

La bibliographie suivante comprend :

1° Les études consacrées en totalité ou en partie au signe de Koplik, qui ont paru depuis le mois de décembre 1896, date de publication du premier article de Koplik, jusqu'au 31 décembre 1904, et, pour l'année 1905, toutes celles dont nous avons pu avoir connaissance jusqu'au 1er mai ;

2° Un certain nombre de publications, où des observations de rougeole avec indications relatives au signe de Koplik, se trouvent rapportées dans des conditions telles qu'elles puissent être utilement consultées au sujet de ce dernier (1) ;

3° Les publications antérieures à décembre 1896 qui présentent un intérêt pour l'étude historique du signe de Koplik.

1. ADAMS (S.S.). — In : Enquête du *Maryland Med. Journ.* Cf. : Article collectif, (21). p. 93.
2. ADRIANCE (V.). — Statistics of an épidemic of measles, including the observation of Koplik's spots. [avec discussion].— *Acad. de méd. de New-York (sect. de pédiâtrie)*, 11 janv. 1900. — Anal. in *Arch. of Pediatrics*, New-York, fév. 1900, p. 115-118.
3. — In : Enquête du *Maryland Med.Journ.* Cf. Article collectif (21), p. 93.
4. AGÉON (P.). Contribution à l'étude des complications bucco-pharyngées de la rougeole chez les enfants. *Th.* Paris, 1904, p. 30-31.
5. ALDRICH. — *Cleveland Med. Gaz.*, déc. 1899. Anal. in *Med. News*, New-York, 20 janv. 1900, p. 104 (2).
6. ALLEN (Ch. W.).— Impressions and conclusions based upon a study of five thousand cases of skin diseases treated during the year. — *Amer. Dermat. Assoc.*, 1er juin 1898, et *Med. Record*, New-York, 22 oct. 1898, p. 581-583.
7. — The practitioners manual. New-York, 1898, W. Wood and C°, pp. 112, 319, 689 (3).
8. *ANONYME.* — Koplik's diagnostic sign of measles. — *Med. and Surg. monitor*, 15 juill. 1898. Anal. in *New-York med. Journ.*, 30 juill. 1898, p. 171.

(1) Par exemple : Hukiewicz (120), cité p. 135 ; La Fetra (138), cité p. 150, etc.
(2) Titre exact ? Il s'agit d'une contestation de priorité dirigée contre Koplik.
(3) Réf. de Sobel (200).

9. *ANONYME*.—Koplik's spots in measles, *Med. News*, New-York, 3 juin 1899, n° 22, p. 695-696.

10. — The field of clinical observation and another sign of measles. *Med. News*, New-York, 3 juin 1899, n° 22, p. 696.

10 *bis*. — La bibliographie médicale à la fin du dix-neuvième siècle. *Sem. Med.* Paris, 28 juin 1899, p. 217 (1).

11. — The first signs of measles. *Lancet*, 8 juil. 1899, II, p. 110.

12. — Early diagnostic of measles. *Pediatrics*, New-York and London, 1er oct. 1899, p. 306-307.

12 *bis*. — Koplik's sign in the early diagnosis of measles, *New-York Med. Journ.*, 4 nov. 1899, p. 679.

13. — Koplik's sign. *Maryland Med. Journ.*, Baltimore, fév. 1900 (n° 2), p. 107-108.

14. — Diagnostic value of « Koplik's spots ». *Med. News*. New-York, 17 fév. 1900, p. 264-265.

15. — Koplik's sign in the diagnosis of measles. *Charlotte Med. Journ.*, Charlotte (N. C.) mars 1900, n° 3.

16. — Buccal spots in the diagnosis of measles. *Lancet*, London, 2 fév. 190, I, p. 347.

17. — La Rougeole. *Monde Méd.*, Paris, sept. 1903, p. 4.

18. — Koplik's spots in measles. *Med. Press and Circular*. London, 20 janv. 1904, p. 67-68.

19. ARONHEIM.— Sind die Koplik'schen Flecken ein sicheres Frühsymptom der Masern ? *Münch. med. Wchnschr.*, 14 juillet 1903, n° 28, p. 1209-1210.

20. — Même titre (correspondance). *Münch. med. Wnchschr.*, 15 sept. 1903, n° 37, p. 1616.

21. ARTICLE COLLECTIF. — Koplik's sign in the diagnosis of measles. Collective Testimony (Adriance, Adams, Blackader, Blanton, Cameron, Cotton, Cheney, De Saussure, Gilbert, Hirsh, Libman, Lichtenstein, Mitchell, Morse, Ross, Sobel, Taylor, West, Zabriskie, Zahorsky, Koplik). Illustrated (1). *Maryland, Med. Journ.*, Baltimore, fév. 1900 (n° 2), p. 93-99.

22. ASHBY. — Discuss. après la communic. de Caiger (43), p. 594.

23. AUERBACH. — Das Koplik'sche Symptom und die Frühdiagnose der Masern. *Inaug.-Diss.*, Jassy, 1902 Réf. in *Monatschr. f. Kinderkrankh.*, 1902, et citat. in art. de Brüning (39 *ter*).

24. BACALOGLU. — Les maladies observées à l'hôpital des Enfants-Malades de Paris (Pavillon des Douteux) depuis le 1er mars jusqu'au 1er septembre 1900 (prophylaxie hospitalière, symptômes et traitement). *Rev. de méd.*, janv. 1902, p. 38-43, et fév. 1902, p. 190, 191.

25. BAGINSKY (A.). — Lehrbuch der Kinderkrankheiten. 6e édit., Braunschweig, 1899, Fr. Wreden, pp. 162, 164-165.

25 *bis*. — Communication personnelle (3).

(1) A propos de l'article de Weiss (223).

(2) Reproduction de la planche en couleurs de Koplik.

(3) M. le Prof. Baginsky a bien voulu faire à notre intention un relevé de ses registres d'hôpital. Voici un extrait de la communication qu'il nous a fait l'honneur de nous adresser à ce sujet : «... Dans 167 cas de rougeole, on a trouvé 98 fois le symptôme que j'appelle la nécrose épithéliale de la bouche, et seulement vingt fois les vraies taches de Koplik... ».

26. BALME (H.). — The signs and symptoms of measles in relation to diagnosis and prognosis. *Practitioner*, London, oct. 1904, p. 501-516.

27. BAUMLER (Ch.). — Rœtheln. Differential Diagnostic der acuten Exantheme. *Deut. Klin. am Eingange des 20 ten Jahrhundert*, Berlin und. Wien, 1903, Urban und Schwarzenberg, II, p. 590.

28. BELFÆDEL (A. A.). — Osservazioni sopro un epidemia di morbillo. *Gaz. d. Osped.*, Milano, 19 nov. 1899, n° 139, p. 1479-1480.

28 *bis* BENDIX (B.). — Lehrbuch der Kinderheilkunde, 3e édit., Berlin, 1903, Urban und Schwarzenberg, pp. 540, 541 et 571.

29. BENITEZ. — Valore que debe darse en la actualidad a los signos en que se funda el diagnostico clinico precoze del sarampion. *Oto-rino-laryng-espan.*, Madrid, juil. 1900, n° 31, p. 131-134.

30. BERNHARDT (?). — Cité par Rüdel (1). Référence introuvable ?

31. BIEDERT UND FISCHL. — Lehrbuch der Kinderkrankheiten, 12e édit., Stuttgart, 1902, F. Encke, pp. 678, 679, 683, 685, 689.

32. BIELSKI (A. P.). — In : *Protocoles de la Société médicale de Pskow*, 1890. [Réf. donnée, sans titre de l'article, dans la publication suivante (32 *bis*)].

32 *bis*. — [L'éruption de la rougeole sur la muqueuse buccale]. (En russe). *Meditsinskoié Obozriéniié*. Moscou, oct. 1898, p. 528-533.

33. BIRO (J.). [Die diagnose der acuten Exantheme] (En hongrois). Gyogyaszat. Budapest, 1er mars 1903, n° 9. Anal. in *Pester med. chir. Presse*, 16 août 1903, n° 33, col. 793.

34. BISS (H. E. J.). — Koplik's spots in measles. *Med. Press and Circular*. London, 3 fév. 1904, p. 133.

35. BLACKADER (A. D.). — In : Enquête du *Maryland Med. Journ*. Cf. Article collectif (21), p. 93.

36. BLANTON. — *Idem*.

37. BOHN. — Art. « Masern », in Gerhardt's Handbuch der Kinderkrankheiten. Tübingen, 1877, p. 301-302.

38. BOND (C. K.). — Measles in second attack, and German measles : differential diagnosis. *British Med. Journ.*, 18 janv. 1902, I. p. 142.

39. BONSDORFF (A. von). — Om det Filatow-Koplik'ska symptomet vid mœssling. *Finska lækaresællskapets Handlingar*, Helsingfors, 1898, n° 10, p. 1064-1071. Résumé en français, p. CXX.

39 *bis*. BRUNARD (A.). Traitement et prophylaxie de la rougeole et de ses complications. *Clinique*, Bruxelles, 1904, p. 981-986.

39 *ter* BRUNING (H.). Ueber die Bedentung der Koplikschen Flecke fur die Diagnose und die Differentialdiagnose der Masern. *Deut. Med. Wchnschr.*, 9 mars 1905, n° 10, p. 384-386.

40. BURGESS (J. J.). — A case of unusually severe measles in an adult. Second attack. *Trans. Roy. Acad. of med. in Ireland*, Dublin, 1903, p. 67-71.

Je comprends sous le nom de nécroses épithéliales de minces et fines desquamations grisâtres de l'épithélium, plus diffuses et répandues ; cependant que les taches de Koplik sont rouges et circonscrites, avec de petites taches bleuâtres au milieu...

Ces deux signes ne sont pas toujours visibles ; mais, quand ils existent, ils indiquent pour sûr l'apparition de la rougeole. On ne les trouve dans aucune autre maladie... »

(1) « Berhnardt trouve rarement de la photophobie avant les taches de Koplik. » Rüdel (188), p. 380.

41. CAIGER (F. F.). — Art. « Measles », in W. H. Alchinn, A manual of medicine, London, 1900, Macmillanand C°, vol. I, p. 263.

42. — Three clinical lectures on the differential diagnosis and prognosis of the common infectious diseases.Lecture I (Med. Grad. College, 4 fév. 1901), *Clinical Journ.* London, 3 avril 1901. pp. 373-374.

43. — Discussion on the early diagnosis of the acute specific fevers (69° ann. meeting of the Brit. Med. Assoc.) *Brit. med. Journ.*, 7 sept. 1901, II, p. 591-592, 596.

44. CAMERON (J. C.). — In : Enquête du *Maryland med. Journ.* Cf. Article collectif (21), p. 93.

44 *bis*. CAPLAN (Anna). — Beobachtungen über Masern. *Inaug.-Dissert.*, Zürich, 1904, p. 10.

45. CARR (W. L.). — A report on cases of measles (*Amer. Pediat. Soc.* Cincinatti, 2 juin 1898). *Arch. of. Pediatrics*, New-York, janv. 1899, n° 1, p. 2-3.

46. — Lettre au Med. News sur le signe de Koplik. *Med. News*, New-York, 10 juin 1899, p. 734.

47. CASTELLI (E.). — The sign of « Koplik » in the diagnosis of measles. *Boston Med. and Surg. Journ.*, 3 avril 1902, n° 14, p. 363.

48. CAZAL. — Du diagnostic précoce de la rougeole. *Ann. de la Policlin. de Toulouse*, juin 1899, n° 6, p. 92-95, et *Gaz. des Hôp.*, 22 août 1899, n° 94, p. 869-870.

49. CHENEY (W. F.). In : Enquête du *Maryland med. Journ.* Cf. : Article collectif (21), p. 94.

50. CIOFFI (E.). — Contributo alla patologia del morbillo. *Gazz. d Osped.*, Milano, 18 mars 1900, n° 33, p. 343-344.

51. CLAYTON (G. R.). — The buccal eruption of measles. *Med. Record*, 2 juillet 1898, p. 31-32.

52. COHN (M.). — Bemerkungen zum Koplik'schen Frühsymptom der Masern. *Therap. Monatschr.* Berlin, nov. 1899, n° 11, p. 599-601.

53. COLLET (F. J.). — Précis de pathologie interne, 4° éd., Paris 1905, O. Doin, t. II, p. 471.

54. COMBA. — Réf. de Mariotti-Bianchi (158) : *Settimana med. d. Sperimentale*, 1899, n° 44.—Rép. de Sippel (197) : Die Masernsymptome der Invasions-und-Incubationsperiode, und ihr diagnostischer Werth. La *Settimana*, 1899, n° 41 (1).

55. COMBE. — Sur un nouveau signe de la rougeole à la période d'incubation. *Arch. de méd. des Enfants*, juin 1899, n° 6, p. 353.

56. COMBY (J.). — Traité des Maladies de l'Enfance, 4° éd., Paris, 1902. J. Rueff, p. 88.

57. — In : *Traité des Maladies de l'Enfance, de Grancher et Comby*, 2° édit., Paris, 1904, Masson et Cie, art. « Rougeole », p. 331-332, et art. « Rubéole», p.363.

58. CONCETTI (L.). — L'insegnamento della Pediatria in Roma. Quarto rendiconto statistico-clinico del biennio 1900-1901 e 1901 1902-1903. Roma, 1903, Centenari, p. 37-38 ; 1 pl. en coul. (2)

59. — In : Discuss. après la communic. de Pacchioni (173).

(1) L'article de Comba, d'après le contexte de Mariotti-Bianchi (158), semble traiter du Koplik ; c'est pourquoi il est cité ici ; mais nous n'avons pu nous en procurer le texte.

(2) Reproduction de la planche de Valagussa (216).

60. COTTER (J. J.). — A report of one hundred and eighty-seven cases o measles with reference to Koplik's Spots and their value in diagnosis. *Arch. of Pediatrics*, New-York, déc. 1900, n° 12, p. 918-921.

61. COTTON (A. C.). — In : Enquête du *Maryland Med. Journ.* Cf. Article collectif (21), p. 94.

62. COVONI (G.). — Del fenomeno di Koplik, *Corriere san.*, Milano, XI, p. 373.

63. COZZOLINO (O.). Osservazioni sulla durata dell'incubazione, sull'andamento della temperatura, et sul valore diagnostico delle macchie di Koplik nel morbillo (XIV° Cong. de méd. int., Rome 1904). *Pediatria*, Napoli, nov. 1904, n° 11, p. 836-844.

64. CRAIK (R.). — Measles, German measles, and the « Fourth disease ». *Lancet*, 18 août 1900, II, p. 481.

65. CRIADO Y AGUILAR. — Traité théorique et pratique des maladies de l'Enfance. Trad. de l'espagnol. Paris, 1905, O. Doin, p. 450.

66. DIEULAFOY (G.). — Manuel de pathologie interne, 14° édit., Paris, 1904, Masson et Cie, t. IV, p. 84.

67. DILLINGHAM (F. H.). Rubella. *Amer. Medicine*. Philadelphia, 15 août 1903, p. 263-265.

68. EHRNROOTH. — In : von Bonsdorff (39), p. 1069.

69. ERSCHE (F.). — Uber Rubeola. Nach Beobachtungen in der medizinischen Klinik zu Freiburg, i. B. *Inaug. Dissert.*, Freiburg, i. B., 1901 p. 10.

70. ESCHERICH (T.). Communic. personnelle adressée au Dr Koplik. Cf. Koplik, (132,) p. 673.

71. D'ESPINE (A.) et C. PICOT. — Traité pratique des Maladies de l'Enfance, 6° édit., Paris, 1899, J. B. Baillière et fils, p. 86-87.

72. FALKENER (L.). — In : Metropolitan Asylums Board Report, 1899 [réf. de Caiger (42)], ou : Medical supplement to the Report of the Metropolitan... etc. [réf. de Caiger (43)] (1).

73. — Filatow's spots in morbilli, *Lancet*, 2 fév. 1901, p. 315-317.

74. FEER (E.). — Das Koplik'sche Frühsymptom der Masern. *Corresp.* — *Blatt f. Schweizer Aerzte*, Basel, 1er déc. 1901, n° 23, p. 745-750.

75. FELS (J.). — Erfahrungen aus einer Masernepidemie (Lemberger Ærztegesellsch., 13 mai 1904). *Wien. Med. Presse*, 18 sept. 1904, n° 38, p. 1790-95.

76. FILATOW (A. N.). — [Leçons sur les maladies infectieuses aiguës chez les enfants]. Moscou (?) 1905, p. 349 (En russe). Texte russe, cité in : Guérassimow (10), p. 408 ; trad. allemande in : Slawyk (198) p. 269, note 2.

77. — [Sémiologie et diagnostic des maladies de l'enfance]. 5 édit. Moscou (? 1898 p. 68, (En russe). Trad. polonaise in Strzelbick (208), p. 198.

78. — Discuss. après la communicat. de Guérassimow (101).

79. FILÈ-BONAZZOLA. — In : Le malattie dei Bambini nel Pedocomio di Milano, Rendiconto clinico e statistico del biennio 1899-1900, 1900-1901. Milano, 1901, A. Rancati ; pp. 19-20, 24.

(1) Titre manque, faute d'avoir pu nous reporter au texte de Falkener. Caiger en cite des données statistiques relatives à la fréquence du signe de Koplik. D'ailleurs, l'article suivant (73), basé sur l'étude du même matériel d'observation, augmenté de celui recueilli dans l'année 1900, nous a paru être le développement de la première étude.

80. FINKELSTEIN. — Communic. sur le signe de Koplik faite à la « Gesellsch. der Charité-Aerzte », 9 déc. 1897 ; in : *Berl. Klin. Wchnschr*, 4 juill. 1898, nº 27, p. 605-606.
81. FIORI (T.). — Un caso di trasmissione di morbillo dalla madre al feto. *Gazz. d. Osped.*, Milano, 10 juin 1900, nº 69, p. 723.
82. FISCHL (R.). — Einiges über Fortschritte, in der Erkenntnis und Behandlung der acuten Infectionskrankheitein. (Versammlung des Vereines der Aerzte von Reichemberg, 23 juin 1900). *Prag. med. Wchnschr*, 13 sept. 1900, nº 37, p. 450-451 ; et *Med. Chir. Central. Blatt*, Wien, 9 nov. 1900, nº 45, p. 623-625.
83. FLINDT (N.). — Mœslingeepidemien paa Samsœ, 1878 ; in : Medicinalberetning for Kongeriget Danmark for Aaret 1878, Udgiven af det Sundhedskollegium, vel Emil Madsen. Kjœbenhavn, 1878, C. A. Reitels, p. 199-234. (Descript. symptomatologique, pp. 209-216). Pour trad. allem. de Jürgensen, Cf. ce nom.
84. — Communic. personnelles. Cf. ci-dessus : Historique, p. 14, 16 et 18.
85. FORCHHEIMER (F.). — Discuss. après la communic de Forchheimer lui-même, sur : The enanthem of German measles. *Transact. of the Amer. Ped. Soc.*, 1898, vol. X. et *Arch. of. Pediatrics*, New-York, oct. 1898, p. 731.
86. FREEMAN (R. G.). — Discuss. après la communic. d'Adriance, (2).
86 *bis* FRUHWALD.— Kompendium (F.). der Kenderkrankbeiten. Leipzig, 1904, F. Deuticke, pp. 225, 232.
87. FRUITNIGHT (J. H.). — Discuss. après la communic. de Forchheimer (85), p. 730.
88. — Lettre au Med. News sur le signe de Koplik. *Med. News*, New-York, 10 juin 1899, p. 734.
89. GENERSICH (A.). — Discuss. après la communic. de Lœwy (151.)
90. GERHARDT (C.). — Cité in : Bohn (37).
91. — Lehrbuch der Kinderkrankheiten, 4ᵉ édit., Tübingen, 1881, H. Laupp, p. 62-63.
91. *bis.* — Idem, 5ᵉ édit. 1893, (édit. revue, par O. Seifert), p. 106-107.
92. — Zur Geschichte der Munderkrankung Masernkranker. *Jahrb f. Kinderheilk.* Leipzig, 1899, vol. L, p. 410.
93. GERLOCZY (S.). — Discuss. après la communic. de Lœwy (151).
93 *bis* GERNSHEIM. — Discuss. après la communic. de Selter (194 *bis*).
94. GILBERT (R. B.). — In : Enquête du *Maryland méd. Journ.* Cf. Article collectif (21), p. 94.
95. GILLET (H.). — Les signes précoces de la rougeole. *Revue gén. de clin. et de thér. (J. des Pratic.)*, 12 nov. 1898, nº 46, p. 722-724.
96. — Diagnostic précoce de la rougeole, *Même publicat.* 5 oct. 1901, nº 40, p. 625-727.
97. GOMEZ (F.). — Communicacion acerca de la epidemia actual del sarampion. (*Acad. med.-quir. espan'* 18 mai 1903). *Revista de med. y cir. practicas.* Madrid, 1903, p. 334.
98. GOODALL (E. W.). — Discuss. après la communic. de Caiger (43), p. 594.
99. GRIFFITH (J. P. C.). — Lettre au Med. News, sur le signe de Koplik. *Med. News*, New-York, 10 juin 1899, p. 734.
100. GUÉRASSIMOW (N. I.) — [La desquamation furfuracée de la muqueuse buccale, comme signe précoce de la rougeole], (*Soc. de méd.*

infant. de Moscou, 31 oct. 1901), in : *Dietskaia Méditzina*, Moscou, 1901, n° 6, p. 407-413. (En russe).

101. — In : Discuss. à la suite de la communic. précédente. Même titre, *même publicat.* 1902, n° 1, p. 59.

102. GUÉRIN (C. H.). Contribution à l'étude clinique de la bouche dans la rougeole. *Th.* Paris 1904.

103. GUINON (L.). — Erythème morbilliforme sérothérapique avec stomatite pultacée, [avec discussion]. *Bull. Soc. Péd. de Paris*, 11 déc. 1900, II, p. 245-254.

104. — Stomatite érythémato-pultacée sans rougeole. *Même publicat*, 1901, III, p. 75-76.

105. — Art. « Rougeole », in : *Traité de Médecine, de Bouchard et Brissaud*, 2 édit., Paris, Masson et Cie, 1899, p. 490.

106. — Ce que valent les signes prodromiques précoces de la rougeole. *Rev. mens. des mal. de l'enf.*, avril 1901, p. 162-166, et *Gaz. hebd. de méd. et de chir.*, 14 avril 1901, n° 40, p. 351-352.

107. GULLAND (G. L.). — Infectious fevers. *Practitioner*, London, juin 1899, p. 710.

108. GUTTMANN ? (1).

109. HAINISS (G.). — A Kanyaro. [La rougeole], Gyogyaszat, Budapest, 21 et 28 fév. 1904, n°s 8 et 9. Anal. in *Pest. med. chir. Presse*, 18 sept. 1904, n° 38.

110. HALL (A. L.). — Mucous membrane eruption in measles. *Med. News*, New-York, 23 juillet 1898, p. 122.

111. HAVAS (L.). — Ueber das Koplik'sche Frühsymptom bei Masern, *Wien. med. Presse*, 11 juin 1899, n° 24, col. 1013-1015, et *Orvosi Hetilap*, Budapest, 24 sept. 1899 n° 39, p. 468-469 (sous le titre : A kanyaro Koplik-féle koratünete).

112. HENOCH (E.). — Vorlesungen über Kinderkrankheiten, 10e édit., Berlin, 1899. A. Hirchwald, p. 706.

112 *bis*. HERMAN. — Discuss. après la communic. d'Adriance (2).

113. HEUBNER (O.). — Communic. personnelle adressée au Dr Koplik. Cf. Koplik (132), p. 673.

114. — Masern. *Deut. Klin. am Eingange des 20 ten Jahrhundert*, Berlin-Wien, Urban und Schwarzenberg, 1902, t. VII. 46e, livraison, pp. 192, 208, 222.

115. — Lehrbuch der Kinderheilkunde, Leipzig, 1903, J. A. Barth ; pp. 266, 267, 304, 319.

116. HIRSH (J. L.). — A contribution to the signifiance of Koplik's spots in the diagnosis of measles (*Clin. Soc. of Maryland*, 2 févr. 1900). *Philadelphia med. Journ.* 25 août 1900, p.343-346.

117. — In : Enquête of *Maryland Med. Journ.* Cf. Article collectif (21), p. 94-95.

118. HOMAN (G). — Observations on certain early diagnostic signs in measles, *Med. Fortnightly*, Saint Louis, 10 juillet 1900, p. 405-406.

119. HOWLAND (J.). Discuss. aprè la communic. d'Adriance (2).

120. HUKIEWICZ (B). — Uber Masern-Scharlach Fælle. *Jahrb. f. Kinderheilk.* Berlin, 1904. n° 5, p. 636-659.

(1) Ref. *erronnée* de Lorand (152), reproduite par plusieurs auteurs. A la référence indiquée (N.-Y med. J., 15 oct. 1898), correspond l'article de Sobel (200). Il existe bien, dans le même de journal, un article de Guttmann, cause de l'erreur ; mais il est complètement étranger au signe de Koplik.

121. JABLOKOW (N. V.). — Discuss. après la communic. de Guérassimow (101).
122. JACOBI (A). — Discuss. après la communic. de Forchheimer (85).
123. JURGENSEN (Von). — Art. « Masern », in *Nothnagel's Spec. Pathol. u. Ther.* Wien, 1895. A. Holder, IV Band, III Theil, I Abtheilung, p. 92-93. [Traduct. allem. de Flindt] (83).
124. KACZER (M.). Aus der Landpraxis. Recidive Morbilli. *Pest. Med. chir. Presse*, 8 nov. 1903, n° 45, col. 1082.
125. KATZENBACH (W H.). — Lettre au « Med. New » sur le signe de Koplik, *Med. News*, New-York, 10 juin 1899, p. 734.
126. KER. (C. B.). — Infectious diseases. *Practioner*, London, sept. 1091, p. 343.
127. — Scarlet Fever, Measles and German Measles.— Is there a Fourth Disease ? *Même publicat.*, fév. 102, pp. 140, 145, 147.
128. KISSEL (A. A.). — Discuss. après la communic de Guérassimow, (101).
129. KNŒSPEL (L.). — Ueber das Koplik'sche Frühsymptom bei Masern, *Prag. Med. Wchnschr*, 13 et 20 oct. 1898, n°° 41 et 42. pp. 513-514 et 527-528.
130. KOPLIK (H.). — The diagnosis of the invasion of meales from a study of exanthema as sit appears on the buccal mucous membrane, *Arch. of Pediatrics*, New-York, déc. 1896, n° 12, p. 918-922.
131. — A new diagnostic sign of measles. *Med. Record*, New-York, 9 avril 1898, p. 505-507.
132. — The new diagnostic spots of meales on the buccal and labial mucous mambrane. *Med. News*, New-York, 3 juin 1899, p. 673-677. 1 pl. en coul.
133. — Réponse à Aldrich (5). [Réf. exacte manque. (Cleveland med. Gaz. janv. 1900 ?)]. Extrait in *Med. News*, New-York, 20 janv. 1900, p. 104.
134 — In : Enquête du *Maryland Med. Journ.* Cf. Article collectif (21), p. 99.
135. — Rœtheln. Its differenciation from meales or scarlet fever (51° ann. meeting of the Amer. Assoc.) *Journ. of the Amer. med. Assoc.*, Chicago, 10 nov. 1900, p. 1195-1199.
136. — Rœtheln. Beitrag sur genaueren Unierscheidung der Rœtheln von Masern oder Scharlach, *Arch. f. Kinderheilk.* Stuttgart, 1900, XXIX, p. 332-344. (1)
137. — The diseases of infancy and childhood, New-York, 1902, Lea Brothers and C°, et London, 1903, A. Kimpton, pp. 142, 144-148, 154-156. reprod. de la planche en coul. de Koplik (432).
138. LA FETRA (L. E.). — Diphteria complicated by measles, hyperpyrexia ; recovery, *Méd. Record*, New-York, 8 octobre 1898, p. 525.
139 — Discuss. après la communic. d'Adriance (2).
140. LANDOUZY — Etude diagnostique de la rougeole (Leç. recueillie par le Dr P. Lacroix). *Concours méd.* Paris, 17 mai 1902, p. 309-311.
141. LANKFORD (J. S.). — Measles value of Koplik's sign, *Texas med. News*, Austin, avril 1900, p. 324-325.
142. — Communic. personnelle (2).

(1) Cet article est la traduction allemande du précédent (135), avec quelques modifications de détail.
(2) « The sign is invaluable, and almost unfailing, and specially useful in institutions where the early diagnosis makes it possible to separate inmates and prevent the spread of the disease.... » (Lankford, communic. personnelle).

143. LEGRAND (H.). — Précis de médecine infantile, Paris 1903, J. B. Baillière et fils, p. 220, 230.
144. LEMOINE (G.). — Traité de Pathologie interne, Paris 1905, Vigot, p. 67-68.
145. LÉVY (F.). — Sémiologie des stomatites, *Gaz. des Hôpit.*, 4 juin 1904, n° 63, p. 633.
146. LIBMAN (E.). — The value of the buccal eruption of measles (Koplik) for early diagnosis. *Med. Record*, New-York, 11 juin 1898, n° 24, p. 838-839.
147. — Discuss. après la communic. d'Adriance (2).
148. — In : Enquête du *Maryland Med. Journ.* Cf. Article collectif (21), p. 95.
149. LICHTENSTEIN (J.). — *Idem*, p. 95-96.
150. LIDMANOWSKY (K.). — [Die Koplikschen Flecken als diagnostisches Merkmal in frühen Perioden von Masern]. *Czasopismo lekarskie*, 1903, n° 10 (En polonais). Anal. in *Jahrb. f. Kinderheilk.*, Berlin, 1904, n° 5, p. 667.
151. LORAND (Lœwy). — Das Koplik'sche Frühsymptom der Masern (Budapester k. Aerzteverein, 25 nov. 1899). Anal. in *Pest. med.-chir. Presse*, 4 mars 1900, n° 9, col. 206-207.
152. — Das Koplik'sche Frühsymptom der Masern. Mit theilweiser Benutzung eines in Budapester k. Aerztevereins abgehaltenen Vortrages. *Jahrb. f. Kinderheilk.*, Berlin, juin 1901, n° 6, p. 658-671, 1 pl. en coul. (1).
153. LŒWY. — Cf. Lorand (Lœwy).
154. MABBOTT (J. M.). Discuss. après la communic. d'Adriance (2).
155. MANASSE. (K.). — Ueber die Koplikschen Flecken bei Masern. *Münch. Med. Wchzschr.*, 5 juin 1900, n° 23, p. 800.
156. — Ueber die Bedeutung der Koplik'schen Flecken als Frühsymptom der Masern. *Heilkunde*, Berlin, oct. 1903, n° 10, p. 444.
157. MARÉVÉRY. — Du signe de Koplik (Commun. à la Soc. du 17e arrondt, 30 oct. 1903). *Bull. off. des Soc. d'arrondt*, 1903, et *Gaz. des Mal. infant*, 26 nov. 1903, n° 48, p. 377-378.
158. MARIOTTI-BIANCHI (G.). — Gli enantemi boccali nel morbillo. *Giornale del regio esercito*, Roma, 28 fév. 1901, n° 2, p. 113-121.
159. MARONEY (J.). — A study of one hundred and forty cases of measles, with reference to the appearance and value of Koplik's spots as a diagnostic sign. (Thesis presented to the Yale Med. School, Commencement, June 27, 1900) Yale Med. Journ., New-Hawen (Conn.), oct. 1900, n° 4, p. 133-136.
160. MÉRY. — Discuss. après la communic. de Guinon (103).
161. MESTRE (A.). — La profilaxia del sarampion y el signo de Koplik, *Progr. Med.*, Habana, 1900, X, p. 76-83.
161 *bis* MEUNIER (H.). — Sur un symptôme nouveau de la période précontagieuse de la rougeole et sur sa valeur prophylactique. *Gaz. hebd. de méd. et de chir.* Paris, 6 nov. 1898, n° 89, p. 1057-1061.
162. MICHELAZZI (A). — Sul valore clinico del sintoma di Koplik nel morbillo. *Gazz. d. Osped.* Milano, 10 janv. 1904, n° 4, p. 35-37.
163. MITCHELL. (Ch. W.). — In : Enquête du *Maryland Med. Journ.* Cf. Article collectif (21), p. 96-97.

(1) Reproduct. de celle de Koplik.

163 *bis*. MONIN (E.). — Médecine de l'enfance « jusqu'à l'adolescence ». Paris, A. Maloine, 1905, p. 125.

164. MONRAD (S.). — De Koplikske Pletter ved Mœslinger (Med. Selskab, 20 fév. 1903). *Hospitalstidende*, Kjœbenhavn, 22 juill. 1903, p. 770-774.

165. — Om de saakaldte Koplikske Pletter ved Mœslinger. *Ugeskr. f. Læger*, Kjœbenhavn, 3 juill. 1903, n° 27, p. 625-635 (2).

165 *bis*. MONTI (A.). — Studien über das Verhalten der Schleimhæute bei den acuten exanthemen. *Jáhrb. f. Kinderheilk.*, N.F., VI Bd, Leipzig, 1873, p. 20-29.

165 *ter*. — Kinderheilkunde in Einzeldarstellungen 13ᵉ fascic. (Die acuten Exantheme). Berlin, 1901, Urban und Schwarzenberg, p. 254.

166. MORANO (G.).— Contributo al diagnosi del morbillo. *Policlinico (Supplemento)*. Roma, 3 nov. 1900, p. 112-113.

167. MORSE (J. L.). — In : Enquête du *Maryland Med. Journ.* Cf. Article Collectif (21), p. 97.

168. MOTTA-COCO (A.). Sul valore diagnostico e profilattico di alcuni segni nella rosolia e nel morbillo. *Gazz. med. lombarda*, Milano, 1899, p. 181-182.

169. MUIR (J. C.).— Koplik's spots in the diagnosis of measles. *Lancet*, 1904, I, 1650-1651.

170. MULLER (O.). — Beobachtungen über Koplicksche Flecke, Diazo-Reaction, und Fieber bei Masern. *Münch. med. Wchnschr.*,19 janv. 1904, n° 3, p. 98-100.

171. MUSSY (J.). — Erythèmes infectieux et toxiques symptomatiques. In : *Traité des Mal. de l'Enf., de Grancher et Comby*, Paris 1905, Masson et Cⁱᵉ, T. V., p. 749.

171 *bis*. NEUMANN. — Titre exact manque. (Lehrbuch der Kinderheilkunde ?). Cité par Brüning (39 ter).

172. NEWCOMB (Ph.). — The early diagnosis of measles. *Courier of. Médicine*, St-Louis, (Mo), janv. 1902, n° 1, p. 27-32.

173. PACCHIONI (D.). — Fréquenza e valore del sintomo di Koplik (Sezione toscana d. Soc. ital. di Ped. 1 févr, 1903), *Pediatria*, Napoli, mars 1903, n° 3, p. 176-177.

173 *bis*. PALASNE de CHAMPEAUX (M.). — Séméiologie médicale. Paris, J. B. Baillière et fils, 1905, p. 146.

174. PERKEL (J.). — Zur Cazuistik der Masern im Krankenhause. *Inaug.Diss.*, Berlin, 1899.

175. POSPISCHILL (D.). — Ueber Rubeolœ und Doppelexantheme. *Jahrb. f. Kinderheilk.*, Berlin, 1904, n° 6, p. 723-776.

175 *bis*. — Ein neues als selbstændig erkanntes akutes Exanthem. *Wien, klin., Wchnschr.*, 23 juin 1904, n° 25, p. 701-705.

175 *ter*. POYNTON (F. J.).— A clinical lecture on some points in the differential, diagnosis of scarlet fever, german measles and measles, *Brit. Med. Journ.*, 4 fév. 1905, p. 229-233.

176. REID. (J.). — Rœtheln und Measles, *Lancet*, 31 janv. 1903, I, p. 301.

177. RENAUD (A.). — La leucocytose dans la rougeole et le rôle clinique de son étude. *Th.* Lausanne, 1900.

178. RENAULT (J.). — In : Manuel de Diagnostic médical de Debove et Achard. Paris, 1902 J. Rueff. T. I. p. 250.

---

(2) Développement de la communication précédente (164).

179. REUBOLD. — Beitræge zur Lehre vom Soor, *Virchow's Archive.*, Berlin, 1854, vol. VII, pp. 77-78, 106.

180. RINECKER. — In : *Verhandlungen der phys. med. Gesellsch. in Würzburg.* (Würzburg, 1855). Sitzungs-Berichte für das Gesellsch. — Jahr 1854 : 3 fév. 1854 (p. v.) et 1 avril 1854 (p. VIII) (1).

181. ROGER (G. H.). — Les maladies infectieuses. Paris, Masson et Cie, 1902 t. II, p. 1007.

182. ROLLESTON (J. D.). — Morbilli sine morbillis : a case with commentary. *Lancet*, 10 déc. 1904, II, p. 1640.

182 *bis*. — The prodomal rashes of measles. *Brit. med. Journ.*, 4 fév. 1905, p. 233-236.

183. ROLLY. — Zur Frühziagnose der Masern. *Mücnh. med. Wechnschr.*, 19 sept. 1899, n° 38, p. 1236-1237.

184. — Ueber das gleichzeitige Zusammentreffen von Scharlach und Masern bei einem und demselben Individuum und deren gegenseitige Beeinflussung. *Jahrb. f. Kinderheilk*, Leipzig, 1899. vol. L. p. 404.

185. ROSS (C. C.). — A pathognomonic sign of measles (A Study in the Clinic of Dr H. Koplik, New-York, of the spots described by Him). *Columbus Acad. of. Med*, 5 fév. 1900. In : *Columbus Med. Journ.* Columbus (Ohio), fév. 1900, n° 2, p. 61-66.

186. — In : Enquête du *Maryland med. Journ.* Cf. Article collectif (21), p. 97.

187. — Rœtheln (*Columbus Acad. of. Med.*, 3 fév. 1902) *Pediatrics*, New-York and London, 1er avril 1902, n° 7, p. 255-259.

188. RUDEL (O). — Das Schleimhautexanthem der Masern. *Münch. med. Wchnschr.*, 1er mars 1904, n° 9, p. 380-381.

189. SAINT-PHILIPPE (R.). — De l'angine pultacée comme signe précoce avertisseur de la rougeole. *Journ. de Méd. de Bordeaux*. 7 avril 1901, p. 237 ; *Cpt. Rend. XIIe Cong. internat. méd., sect. de Méd. de l'enf., 1900*. Paris 1901, pp. 473-474 ; *Gaz. hebd. de méd. et de Chir.*, 14 avr. 1901, n° 30, p. 352-353.

190. SAUSSURE (P. G. de). — In : Enquête du *Maryland Med. Journ.* Cf. Article collectif (21). p. 94.

190 *bis*. SCHAW (H. L. K.). — Erythema infectiosum. (*Amer. Jour. of. med.*) Sciences, Philadelphia and New-York, janv. 1905, n° 1, p. 17-22

191 SCHMID (Ad.). — Ueber Rœtheln und Erythemepidemien (Ver. der Aerzte in Steiermark, 23 oct. 1899), *Wien. klin. Wchnschr.* 23 nov. 1899, n° 47, p. 1169-1173.

192 SCHWALBE (J.). — In : W. Ebstein und J. Schwalbe, Handbuch der praktischen Medicin. Stuttgart, F. Encke 1901, I, V.. Art. « Masern » pp. 597, 615, 629.

193. — Bemerkung zu dem Artikel von Dr Aronheim : « Sind die Koplikschen Flecken ein sicheres Frühsymptom der Masern ? » *Münch. klin. Wchnschr.*, 8 sept. 1903, n° 36, p. 1558.

193 *bis*. — En note de l'article de Brüning. (39 *ter*).

194. SEITZ (C.). — Kurzgefasstes Lehrbuch der Kinderheilkunde. 2e édit. Berlin, 1901, S. Karger, p. 123.

194 *bis*. SELTER. — Die Solinger Masernepidemie (Vereinigung niederrheinisch-

(1) Simple mention, dans les procès-verbaux des séances, de deux communications de Rinecker sur l'épidémie régnante de rougeole.

westfælischer Kinderærzte, 9 mars 1902, Düsseldorf). Anal. in *Centralbl. f. Kinderheilk.* Leipzig, 1er sept. 1902, n° 9, p. 275, et cité in art. de Brüning (39 ter).

195. SEPET. — Note sur 327 cas de rougeole. *Méd. moderne*, Paris, 25 nov. 1899, n° 76, p. 601.

196. SERINELLI (F.). — Relation d'une épidémie de rougeole à Septèmes (Bouches-du-Rhône). *Th.* Montpellier, 1900.

197. SIPPEL (F.). — Das Koplik'sche Frühsymptom der Masern. *Med. Corresp.-Blatt des Wurtemb. Aerztlichen Landesvereines.* Stuttgart, 10 janv. 1903, n° 2, pp. 19-22.

198. SLAWYK. — Ueber das von Koplik als Frühsymptom der Masern beschriebene Schleimhautexanthem. *Deut. med. Wchnschr.*, 28 avril 1898, n° 17, p. 269-270.

199. SMITH (Q.C.). — Koplik's early sign of measles. *Nashville Journ. of Med. and Surg.* Août 1898. Anal. in *New-York med. Journ.*, 27 août 1898, p. 311.

200. SOBEL (J.). — Koplik's spots as an aid in the diagnosis of skin lesions. *New-York med. Journ.*, 15 oct. 1898, p. 556-558.

201. — Rubeoliform and others eruptions : with special reference to Koplik's phenomenon. *Med. Record*, 3 juin 1899, p. 781-783.

202. — Oroscopy : Items of interest from a dermatological and general standpoint. *Med. News*, 3 juin 1899, p. 676-680.

203. — Discuss. après la communic. d'Adriance (2).

204. — In : Enquête du *Maryland med. Journ.* Cf. : Article collectif (21), p. 97-98.

205. SOLTMAN. — Die Infectionskrankheiten der Universitæts-Kinderklinik (Leipzig) und die Grundzüge ihrer Behandlung. *Deut. med. Wchnschr*, 21 avril 1904, n° 17, p. 628.

205 *bis* — Masern, Keuchhusten, Scharlach. Diphterie. Merkworte für Studierende und Praktiker. Leipzig, 1904 [Réf. de Brüning (39 ter)].

206. SPITZER (E.). — In : Widowitz (227).

207. STEINHARDT (I.). — Uber Kopliksche Flecken (zur Frühdiagnose der Masern). *Med. Klinik*, Berlin, 12 mars 1905, n° 14, p. 328-330.

208. STRZELBICKI. — O znaczeniu rozpeznawczem « Plam Koplik'a » przy odrze oraz kilka slow o jezyku « odrowym » [Sur la signification diagnostique des taches de Koplik dans la rougeole et quelques mots de la langue rougeoleuse]. *Gaz. lek.*, Warszawa, 12/24 fév. 1900, n° 8, p. 197, 201.

209 STUART (E.C.). — Mucous membrane eruption in measles. *Med. News*, New-York, 20 août 1898, p. 249-250.

210 SURMONT. — Etiologie et prophylaxie de la rougeole. *Journ. de Chir. et de thérap. inf.* Paris, 11 mai 1899, n° 19, p. 291.

211 TALAMON (Ch.). — Les rashs prérubéoliques et le signe de Koplik, *Méd. moderne*, 21 juin 1899, n° 49, p. 387-388.

212 TAYLOR (R.T.). — In : Enquête du *Maryland Med. Journ.* Cf. : Article collectif (21), p. 98.

213 THURSFIELD (J.H.). — Preliminary rashes in measles. *Lancet*, 18 août 1900, II, p. 481.

214 TULEY (H. E.). — Pediatrics. A manual for students and practitioners, New-York, 1904, Lea Brothers and C°, p. 187 (1).

(1) Une référence relative à Tuley, donnée par Lorand (152) — savoir : Discuss.

215 TUTTLE (G. M.). — Diseases of children. A manual. for students and practitioners. London, 1900. H. Kimpton. [Avec reproduction] de la planche en coul. de Koplik (132)].

215 *bis*. UNGER — Lehrbuch der Kinderkrankheiten, 3ᵉ édit., Leipzig, 1901, Fr. Denticke, pp. 405, 410, 413.

216 VALAGUSSA (F.). — Sul valore del segno di Koplik nella diagnosi precoce del morbillo. *Bull. d. Soc. Lancisiana d. Osped. di Roma*, Fascic. II, anno XXII, 1902 ; 1 planche en coul.

217 VARIOT (G.). — Discuss. après la communic. de Guinon (103).

218 — Diagnostic et pronostic de la rougeole chez les enfants (Conf. recueillie par M. Sébilleau, int. des Hôpit., et revue par le professeur) *Gaz. des Hôp.*, 14 janv. 1904, nᵒ 5, p. 41.

219 VIERORDT (O.). — Diagnostik der inneren Krankheiten, p. 295. Citat. in Aronheim (19).

220 VILLANI (G.). — Il fenomeno di Koplik. *Rassegna med.*, Bologna, 1901, IX. nᵒ 6, 1.

221 VUCETIC (N.). Die diagnostiche und prophylaktische Bedeutung der Koplik'schen Flecken bei Masern. *Allg. Wien. Med. Zeitg*, 11 et 18 nov. 1902, nᵒˢ 46 et 47, pp. 480-481 et 491-493.

222 WEILL (E.). — Précis de médecine infantile, 2ᵉ édit., Paris, 1905, O. Doin, p. 73.

223 WEISS (S.). — Zur historischen Richtigstellung des sogenaunten « Koplik'schen Früh symptom » der Masern. *Wien. klin. Wchnschr.* 22 juin 1899, p. 683, et sous le titre : A historical correction in connexionwith the name « Koplik's early symptom of measles », in *Med. Record*, New-York, 21 oct. 1899, p. 611. [Sur le même sujet, cf.: Anonyme 10 *bis*].

224 WAGNER. — Pour la revendication de priorité en faveur de Wagner, cf. Genersich (89) et Lorand (152).

225 WEST (J. P.). In : Enquête du *Maryland Med. Journ.* Cf. Article collectif (21), p. 98.

226 WICKMAN (I.). —Om de Koplikska flæckarne vid mæssling. *Hygiea*, Stockholm, fév. 1902, p. 165-171.

227 WIDOWITZ (J.). Ueber die « Koplik'schen Flecken » bei Masern. *Wien. klin Wchnschr.*, 14 sept. 1899, nᵒ 37, p. 919-922.

228 WILLIAMS (D.). — In : Twentieth Century Practice of Medicine. Citat. de Homan (108), p. 405.

229 WILLIAMS (P. W.). — Note on a preexanthematous sign of measles. *Bristol med. chir. Journ*, juin 1900, p. 139-141 ; 2 fig. en noir.

230 — Discuss. après le rapp. de Caiger (43), p. 595.

231 — On Rubella, Scarlatina, and « Fourth Disease ». *Brit. med. journ.*, 21 déc. 1901, II p. 1797-1799.

232 ZABRISKIE (F. T.). — In : Enquête du *Maryland med. Journ.* cf : Article collectif (21), p. 98.

233 ZAHORSKY (J.). — Idem, p. 98-99.

---

après le rapport de Forchheimer, The enanthem of German measles, Transact. of the Amer. Ped. Soc., 1898 — est *erronée*, du moins si l'on s'en rapporte au Compte rendu détaillé de cette discussion, paru dans *Arch. of Ped.*, oct. 1898, qui n'en fait pas mention. Une autre référence, relative au même auteur, et due à Müller (170) : « The new diagnostic spots., etc., *Med. News*, 1899, Bd. 74 » est également *erronée*. Cet article existe bien mais il est de Koplik et non de Tuley.

234 — Koplik's spots : their value in diagnosis of measles, particularly in private practice. *Maryland med. Journ.*, Baltimore, avril 1901, p. 150-152.

Addendum. A cette liste nous croyons devoir ajouter les références de trois articles qui, par leur titre et leur date, sont *susceptibles* de concerner le signe de Koplik. Mais n'ayant pu avoir aucune indication de nature à nous fixer sur ce point, nous ne les donnons que sous toutes réserves. Ce sont :

Benoit (E. P.). Le diagnostic précoce des fièvres éruptives. *Union méd. du Canada.* Montréal, 1901, VII, 91-101.

Kardamaté (I. P.). Περὶ τινων σημειων πρωΐμον διαγνώσεως τῆς ρλαίᾶς [Sur quelques signes cliniques permettant le diagnostic précoce de la rougeole] Ἰατρικὴ προοδος, Σύρον, 1900, E', 193-196.

Manicatide. Un semn nou pentru diagnosticul precoce al [illegible] *Romania méd.*, Bucaresci, 1898, VI, 147-151.

TABLE DES MATIÈRES

Impr. spéciale de la Librairie G. Jacques

www.ingramcontent.com/pod-product-compliance
Ingram Content Group UK Ltd.
Pitfield, Milton Keynes, MK11 3LW, UK
UKHW020953230726
13923UKWH00007B/291

9 782019 997878